Mit freundlicher Unterstützung der CARLS STIFTUNG.

CARLS STIFTUNG

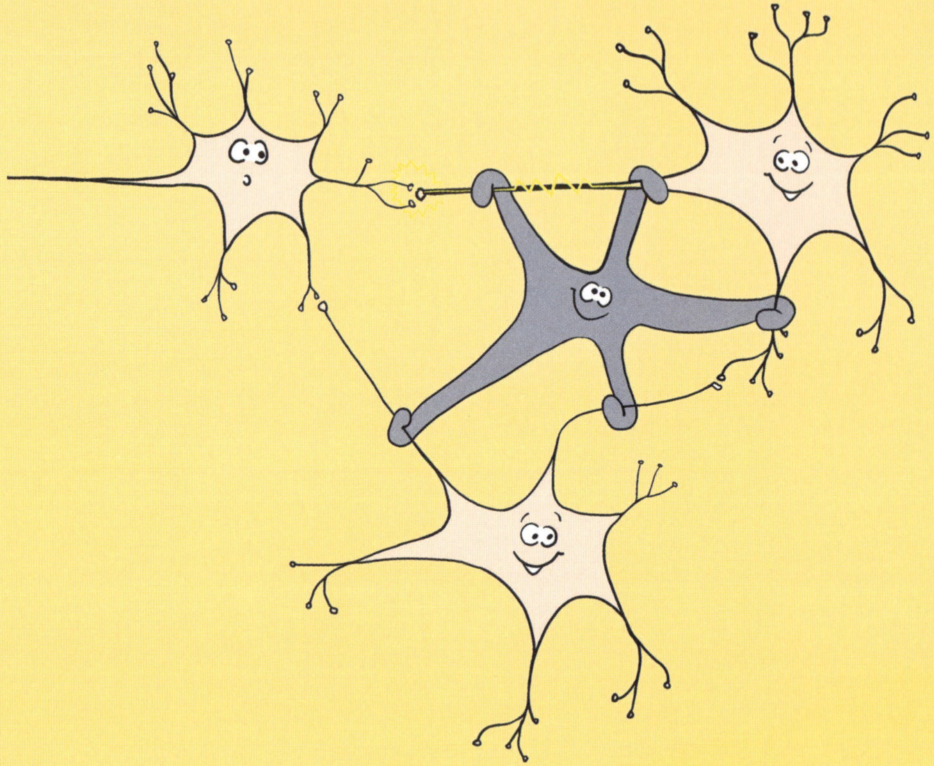

Bibliografische Information der Deutschen Nationalbibliothek

Die Deutsche Nationalbibliothek verzeichnet diese Publikation in der Deutschen Nationalbibliografie; detaillierte bibliografische Daten sind im Internet über http://dnb.dnb.de abrufbar.

Informationen zu unserem gesamten Programm, unseren Autor:innen und zum Verlag finden Sie unter: www.mabuse-verlag.de.

Wenn Sie unseren Newsletter zu aktuellen Neuerscheinungen und anderen Neuigkeiten abonnieren möchten, schicken Sie einfach eine E-Mail mit dem Vermerk „Newsletter" an: online@mabuse-verlag.de.

In den Texten, die mit Kindern und Jugendlichen gelesen werden, haben wir aufgrund der besseren Lesbarkeit bewusst auf das Gendern verzichtet und abwechselnd die weibliche und männliche Form verwendet. Es sind aber natürlich immer alle Geschlechter gemeint.

2. Auflage 2025

Kasseler Str. 1 a
60486 Frankfurt am Main
Tel.: 069 – 70 79 96-22
Fax: 069 – 70 41 52
vertrieb@mabuse-verlag.de
www.mabuse-verlag.de
instagram.com/mabuseverlag
facebook.com/mabuseverlag
twitter.com/MabuseVerlag

empfohlen von Kölner Institut für Kindertherapie KIKT AKADEMIE

Illustrationen: Kirsten Grabowski
Satz und Gestaltung: Elke Thompson, Gorebridge, UK, www.elkethompson.com
Korrektorat: Inga Westerteicher, Bielefeld

Druck: Printfinder SIA, Riga
ISBN: 978-3-86321-654-2
Printed in Latvia

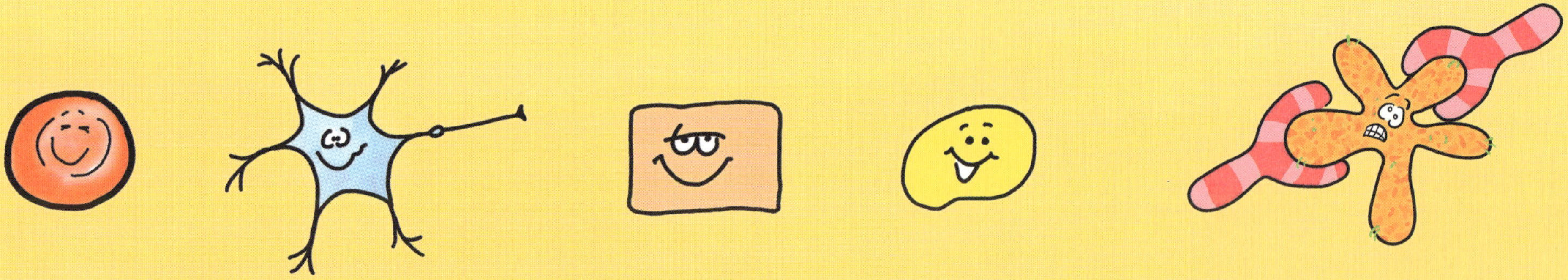

Prof. Bianca Senf, Kirsten Grabowski

Krebs erklärt für Klein und Groß

Ein Fachbuch nicht nur für Kinder

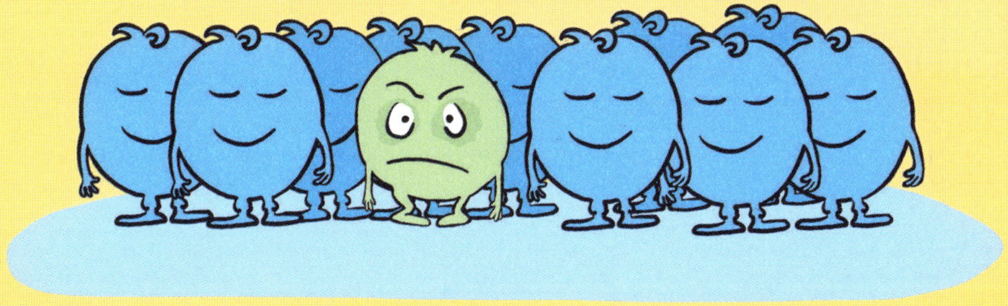

Mabuse-Verlag

Inhalt

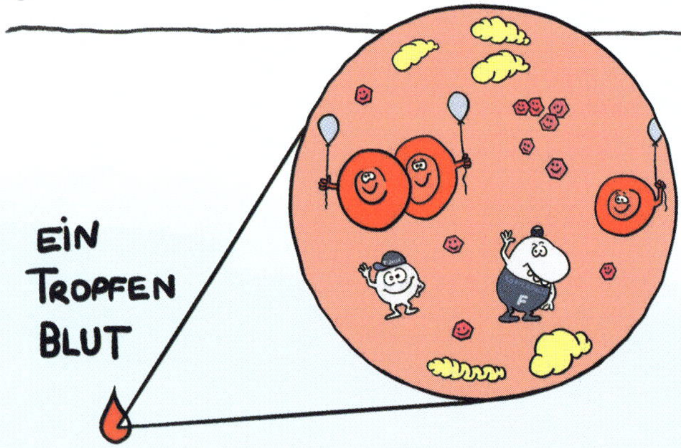

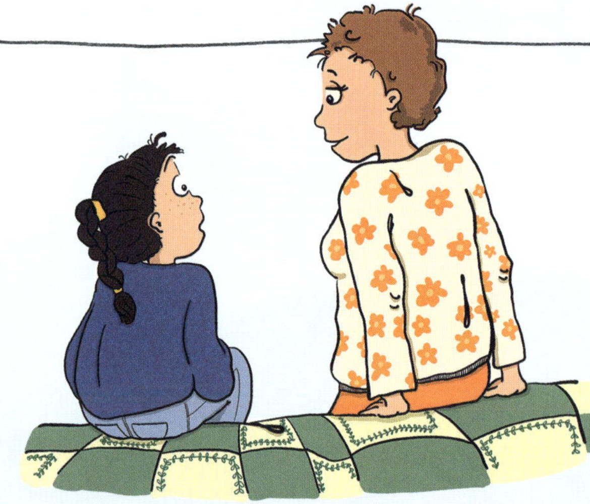

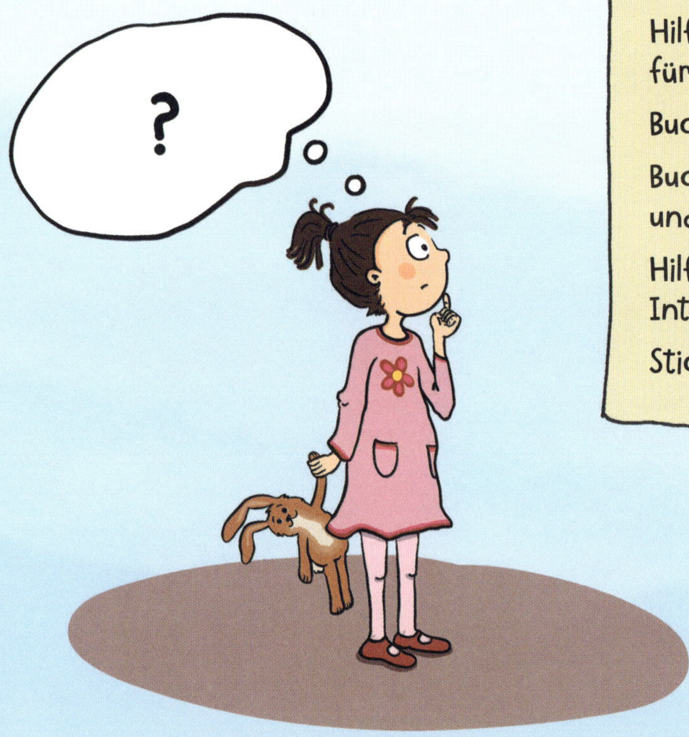

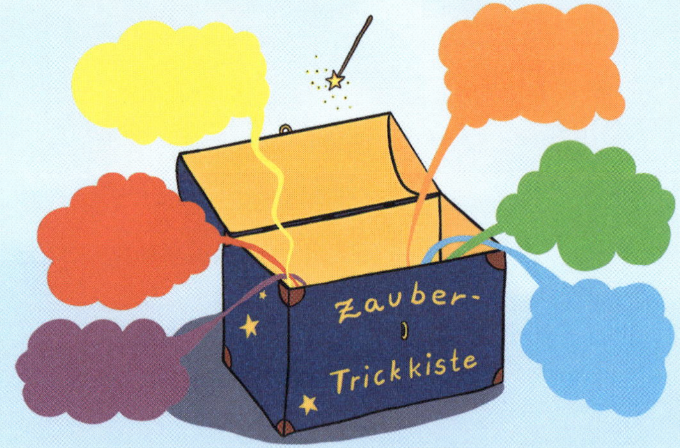

Liebe Leserinnen und Leser,

es ist mir eine aufrichtige Freude, Ihnen dieses Buch vorstellen zu dürfen. Es richtet sich sowohl an alle Kinder, die wissen möchten, was eine Krebserkrankung genau ist, als auch an Erwachsene, denen es ein Anliegen ist, Kindern ihre Fragen sachgerecht zu beantworten. Dies können betroffene Eltern sein, aber auch Angehörige verschiedener Berufsgruppen, die Kindern und Jugendlichen Informationen zum Thema Krebs bieten möchten.

Die Diagnose einer Krebserkrankung innerhalb der Familie wirft in der Regel viele Fragen auf, insbesondere bei Kindern. In einer Zeit, in der Veränderungen und Unsicherheiten die Hauptrolle zu spielen scheinen, ist es für betroffene Familien umso wichtiger, Ressourcen und Unterstützung zu finden. Genau das möchte dieses Buch bieten, wenn eine Familie sich mit dem Thema Krebs auseinandersetzen muss.

Es wurde liebevoll gestaltet, um dazu beizutragen, die Fragen, die im Rahmen einer solchen Erfahrung auftreten, zu beantworten. Dabei reicht das Spektrum von allgemeinen Erklärungen zum Begriff „Krebs" über die Rolle des Immunsystems hin zu diagnostischen und therapeutischen Aspekten, einschließlich Nebenwirkungen von Therapien. Auch die psychosozialen Aspekte und so wichtige Themen wie Sterben, Tod und Trauer, mit denen Kinder sich erfahrungsgemäß häufig „beschäftigen", werden nicht ausgespart. Besonders hilfreich sind auch die Tipps und Tricks aus der Zauberkiste. Hier finden Kinder und Erwachsene Ideen, wie sie sich selbst helfen können, wenn Gefühle wie Angst, Traurigkeit, Scham und Wut zu sehr belasten. Die Tipps für Erwachsene, worauf sie achten sollten, wenn Kinder involviert sind, runden das Buch ab.

Die kindgerechten Erklärungen und Illustrationen in diesem Buch bilden durch ihre sachgerechten Informationen einen wichtigen Baustein zum Umgang mit dem oft schwer Begreif- und damit auch schwer Benennbaren.

Ich möchte meiner geschätzten Kollegin Frau Professorin Senf meinen aufrichtigen Dank aussprechen, dass sie mich eingeladen hat, dieses Vorwort zu schreiben. Ihre Hingabe und ihr Engagement für dieses Thema sind inspirierend, und ich bin zutiefst beeindruckt von der Art und Weise, wie sie Empathie und Fachwissen miteinander verbindet und das auf umfassender klinischer Erfahrung basierende Wissen weitergibt.

Mit Bianca Senf und Kirsten Grabowski hat sich ein Autorinnenduo zusammengefunden, welches sich durch ebendieses große Fachwissen, Erfahrung, viel Herzblut und Leidenschaft sowie kreative Ideen auszeichnet.

Möge dieses Buch zum einen dazu beitragen, dass Kinder und ihre Familien in vielen Momenten hilfreiche Informationen erhalten und den Mut finden, anhand der Erklärungen und Bilder im Buch die oft schweren Themen anzusprechen. Zum anderen bin ich sicher, dass „Krebs erklärt für Klein und Groß" auch eine wertvolle Unterstützung für ärztliche und psychologische Kolleg:innen in der Arbeit mit betroffenen Familien bieten wird.

Mit besten Wünschen für eine weite Verbreitung,

Prof. Dr. Imad Maatouk

Schwerpunktleiter Psychosomatik, Psychotherapie und Psychoonkologie am Universitätsklinikum Würzburg

Über uns

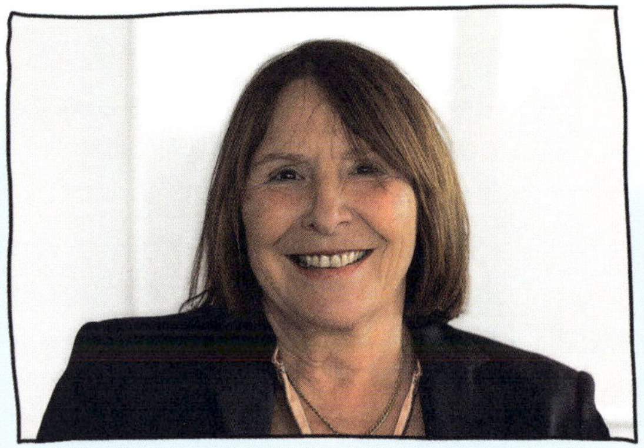

Prof. Dr. Bianca Senf ist Psychologische Psychotherapeutin und Psychoonkologin. Seit über 30 Jahren arbeitet sie als Psychoonkologin mit Krebspatienten und ihren Familien sowohl in eigener Praxis als auch in der Klinik. Bevor sie auf die Stiftungsprofessur „Psychoonkologie" der Carls Stiftung an der Evangelischen Hochschule in Darmstadt berufen wurde, baute sie an der Universitätsklinik Frankfurt die psychoonkologische Abteilung sowie eine Familiensprechstunde für an Krebs erkrankte Eltern und Kinder auf, die sie 10 Jahre lang leitete.

www.bianca-senf.de

Kirsten Grabowski ist Psychologin und Psychoonkologin (DKG) und arbeitet seit mehreren Jahren in der Psychoonkologie am Tumorzentrum der Goethe-Universität Frankfurt am Main. Im Rahmen des Projekts Familiensprechstunde begleitet sie Familien, in denen ein Elternteil an Krebs erkrankt ist.

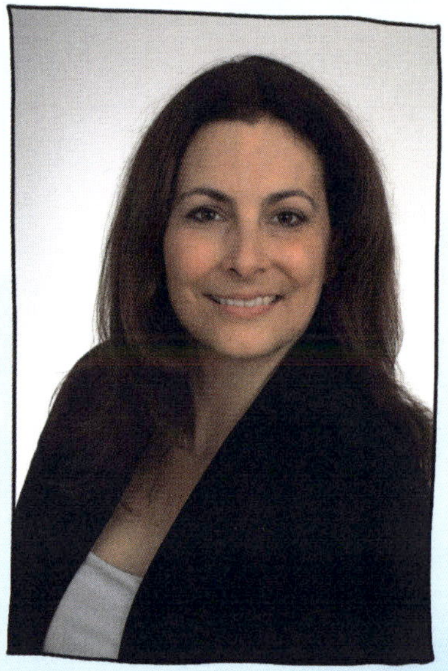

Liebe Leserinnen und Leser

In unserer täglichen Arbeit mit Menschen, die eine Krebsdiagnose erhalten haben, und auch in Gesprächen mit Kolleginnen und Kollegen haben wir die Erfahrung gemacht, wie groß die Unsicherheit ist, wenn es darum geht, Kindern die Krankheit Krebs und auch die Behandlungen zu erklären. Kleine „Umfragen" im Freundes- und Bekanntenkreis ergaben darüber hinaus, dass viele Menschen auch gar nicht so ganz genau wissen, was Krebs eigentlich ist und wie er entstehen kann.

Unser Buch orientiert sich deshalb im ersten Teil an den Fragen und Themen, die Kinder und Erwachsene mit in die Beratung gebracht haben. Aus diesem Grund haben Themen wie Sterben, Tod und Trauer genauso einen Platz wie die Gefühle, mit denen Kinder prinzipiell zurechtkommen müssen, wenn eine Krebsdiagnose und ihre Behandlung den gesamten Alltag der Familie auf den Kopf stellt.

Im letzten Teil des Buches stellen wir unsere Zauber-Trickkiste vor. In dieser Kiste finden Kinder und Erwachsene Selbsthilfetechniken, die sich im Umgang mit belastenden Gefühlen als hilfreich erwiesen haben.

Alle diese vorgestellten Ideen oder „Tricks" sind in der Praxis vielfach erprobt. Unser Buch ist so, wie Sie es in der Hand halten, für Kinder ab drei Jahren gedacht. Mit jungen Kindern können die Bilder einfach gemeinsam angeschaut werden, die Erklärungen fügt man entsprechend selbst hinzu. Kindern ab ca. sechs Jahren kann man die Texte gut vorlesen. Sobald Kinder selbstständig lesen und Lust haben, können sie sich auch eigenständig mit dem Buch beschäftigen. Hierbei wäre es aber gut, dem Kind zu sagen, dass es immer Fragen stellen kann.

Wir haben im Verlauf der Entstehung dieses Buches selbst sehr viel gelernt und möchten uns ganz herzlich bei den vielen Familien, die uns ihr Vertrauen geschenkt haben und von denen wir lernen durften, bedanken. Ein besonders herzliches Dankeschön geht außerdem an Dr. med. André Grabowski für sein kreatives Mitdenken und seine tatkräftige Unterstützung beim Layout sowie Claudia Senf und Helga Riebe für wertvolle Kommentare und Dr. med. Wilfred Herrmann, der insbesondere als Radiologe fachkundig zur Seite stand.

Prof. Dr. Bianca Senf
Kirsten Grabowski

Warum heißt die Krankheit „Krebs“ eigentlich „Krebs“?

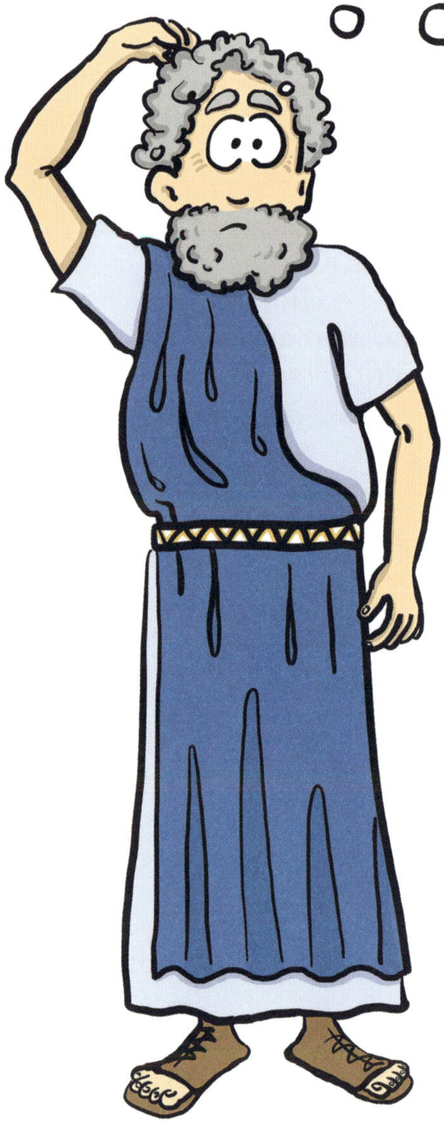

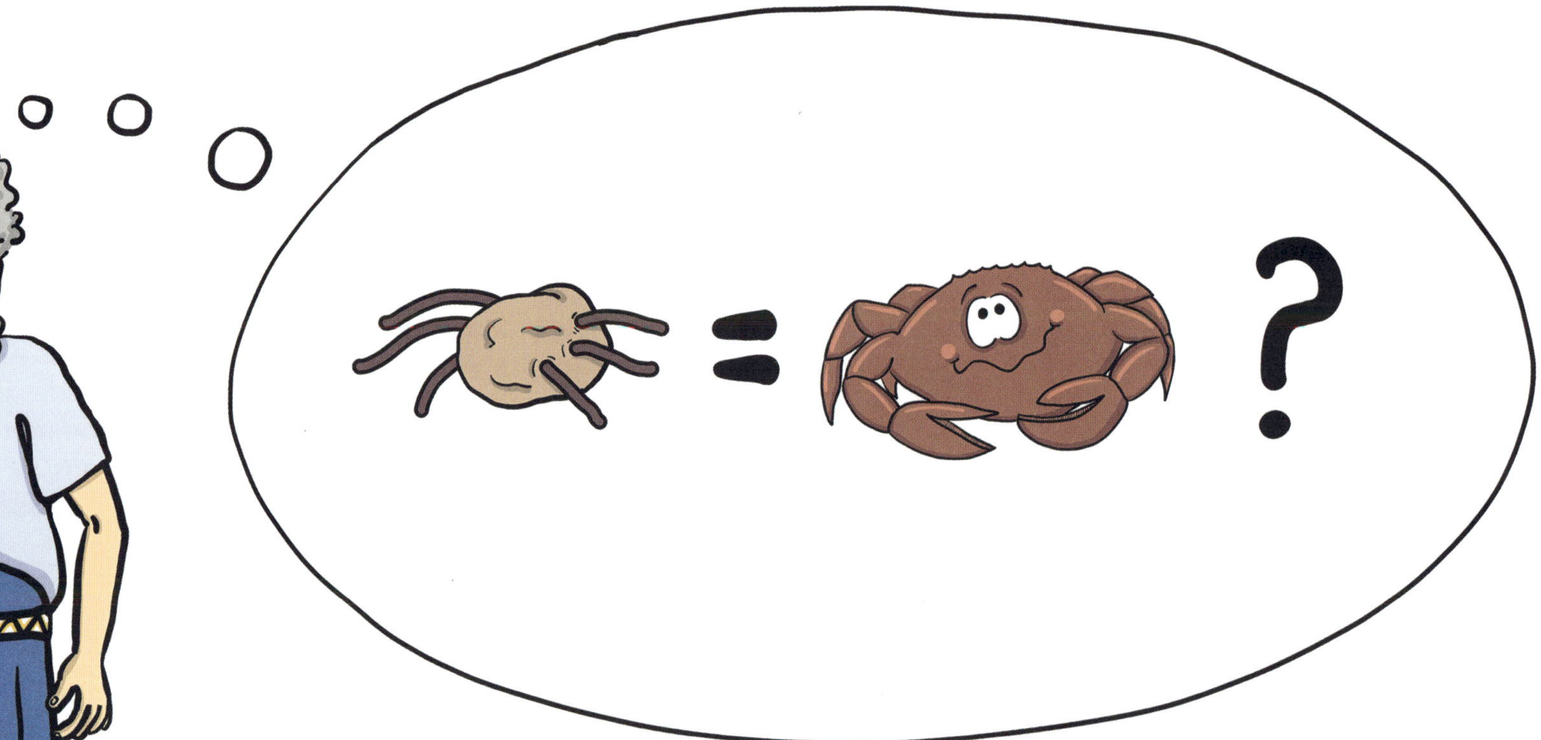

Du kennst vielleicht das Krabbeltier Krebs, das im Meer lebt?

In diesem Buch geht es aber nicht um das Tier Krebs, sondern um die Krankheit, die Krebs genannt wird.

Man glaubt, sicher weiß man es nicht, dass der berühmte Arzt Hippokrates, der vor vielen Hundert Jahren gelebt hat, die Krankheit so nannte, weil die Knubbel, die er im Körper von erkrankten Menschen gefunden hat, ihn an die Krebse aus dem Meer erinnert haben.

Weil Krebs eine recht komplizierte Krankheit ist, geht man zu Ärztinnen, die eine extra Ausbildung in Sachen Krebs gemacht haben, man nennt sie Onkologinnen.

Das Fachgebiet der Medizin, das sich mit Krebs beschäftigt, nennt man Onkologie.

Onkologie kann man also übersetzen als **die Lehre von Krebskrankheiten**.

Können alle Menschen Krebs bekommen?

Diese Antwort ist einfach:
JA!

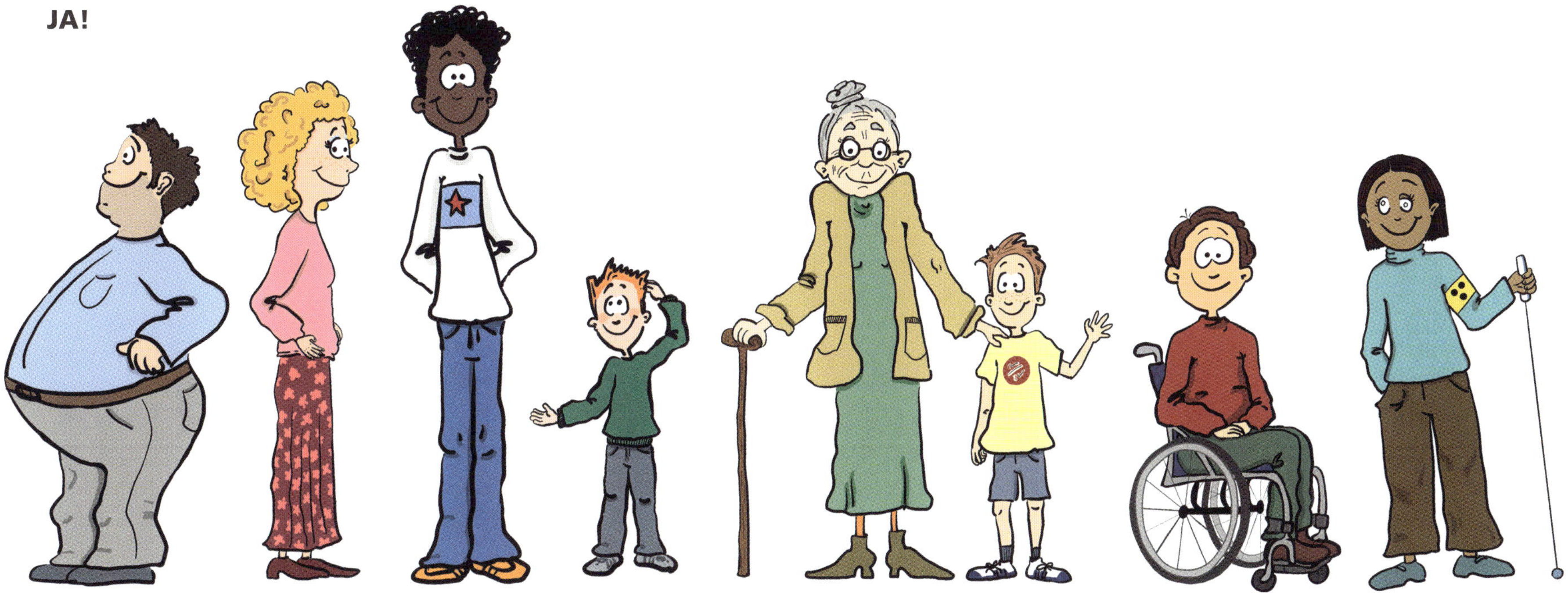

Überall auf der Welt, egal ob dick oder dünn, groß oder klein, unfreundlich oder supernett, alt oder jung, mit oder ohne Beeinträchtigungen, egal welche Hautfarbe: Jeder kann an Krebs erkranken.

Auch Tiere können Krebs bekommen.

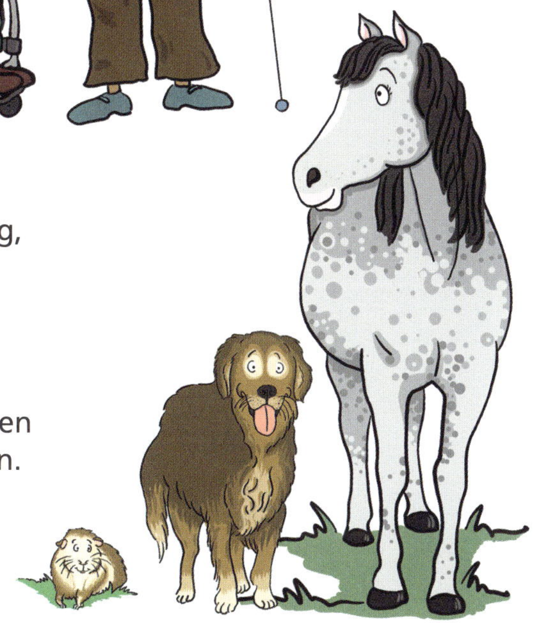

Was ist denn eigentlich eine Krebserkrankung?

Unser Körper besteht aus ganz verschiedenen Teilen. Manche kann man gut sehen, wenn wir uns von außen betrachten, zum Beispiel Arme und Beine.

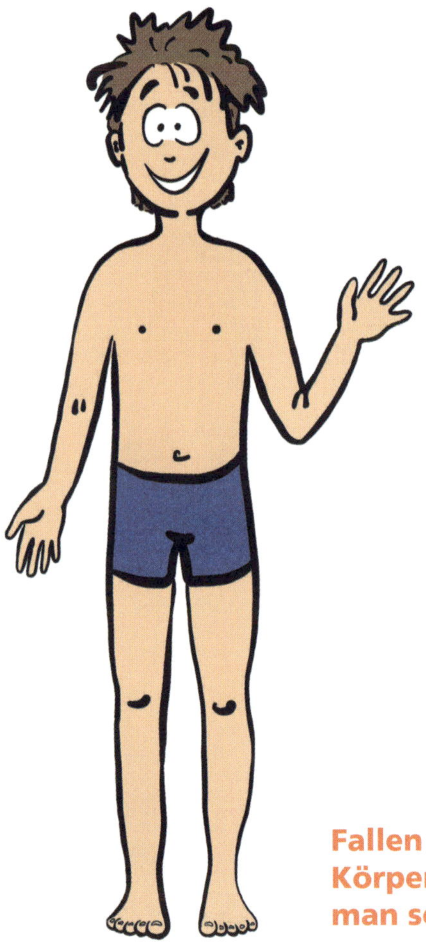

Fallen dir noch andere Körperteile ein, die man sehen kann?

Es gibt aber auch Teile im Körper, die kann man nicht von außen sehen. Das sind die **inneren Organe des Körpers**. Auch wenn du sie nicht sehen kannst, kannst du sie trotzdem fühlen: beispielsweise der Magen – du spürst ihn, wenn du richtig Hunger hast, dann knurrt er.

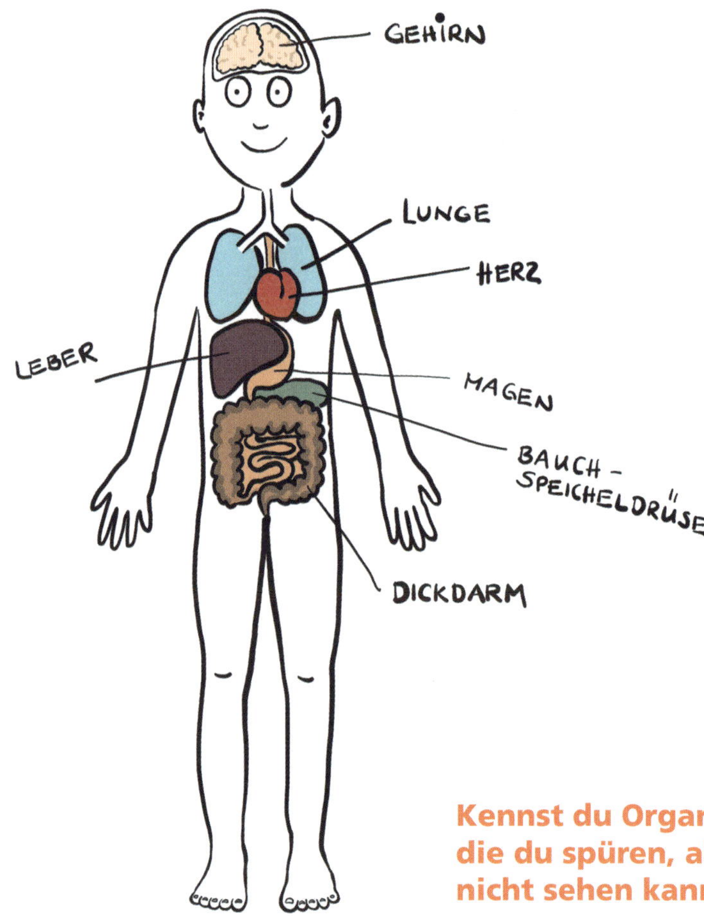

Kennst du Organe, die du spüren, aber nicht sehen kannst?

Alle Körperteile und Organe bestehen aus kleinen Bausteinen, den sogenannten **Zellen**. Das kannst du dir vorstellen wie Holzklötzchen, mit denen man alles Mögliche bauen kann. Zellen sind aber so klein, dass man sie mit bloßem Auge gar nicht sehen kann. Je nachdem zu welchem Organ die Zellen gehören, können sie sehr unterschiedlich aussehen, zum Beispiel so:

Rotes Blutkörperchen

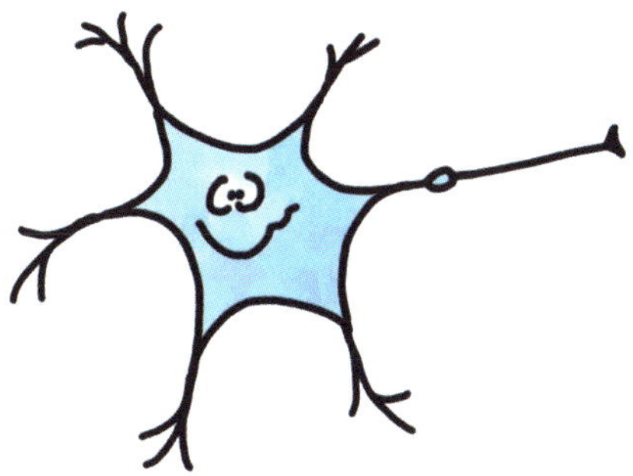

Nervenzelle

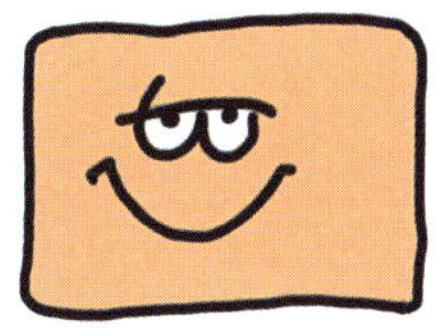

Hautzelle

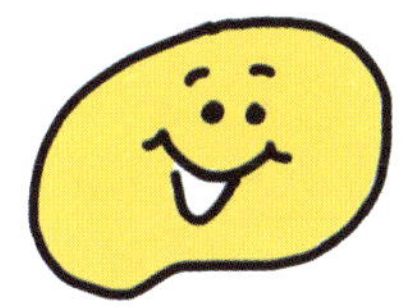

Fettzelle

Was meinst du?

Ist unsere Haut auch ein Organ?

Antwort: Unsere Haut ist auch ein Organ. Das Hautgewebe besteht aus vielen Millionen Zellen, die zusammenhängen und eine große Fläche bilden.

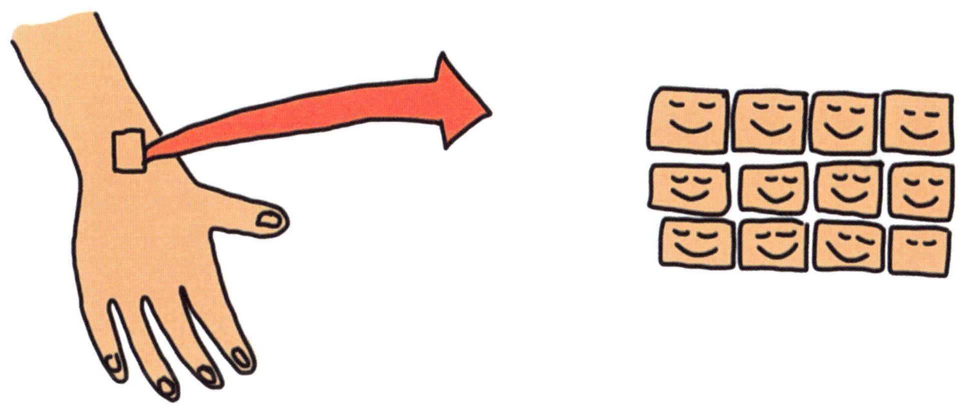

Zellen arbeiten Tag und Nacht, ohne Unterbrechung. Sie haben in sich einen sehr genauen Bauplan, sodass alle Zellen einer Art immer ganz genau gleich funktionieren. Manchmal kommt es aber vor, dass der Bauplan einer Zelle einen Fehler hat. Und dann verändert sich diese Zelle.

Sie beginnt, sich zu vermehren, indem sie sich wie verrückt teilt: Aus einer werden zwei, aus zwei werden vier und so weiter. Wenn es ganz viele geworden sind, entsteht daraus ein Knubbel. Manche sagen auch Geschwulst oder Knoten dazu. In der Medizin nennt man diesen Knubbel **Tumor.**

Irgendwann ist der Knubbel schließlich so groß, dass er die gesunden Zellen bei der Arbeit stört. Oft fühlt sich der Mensch dann zum ersten Mal krank.

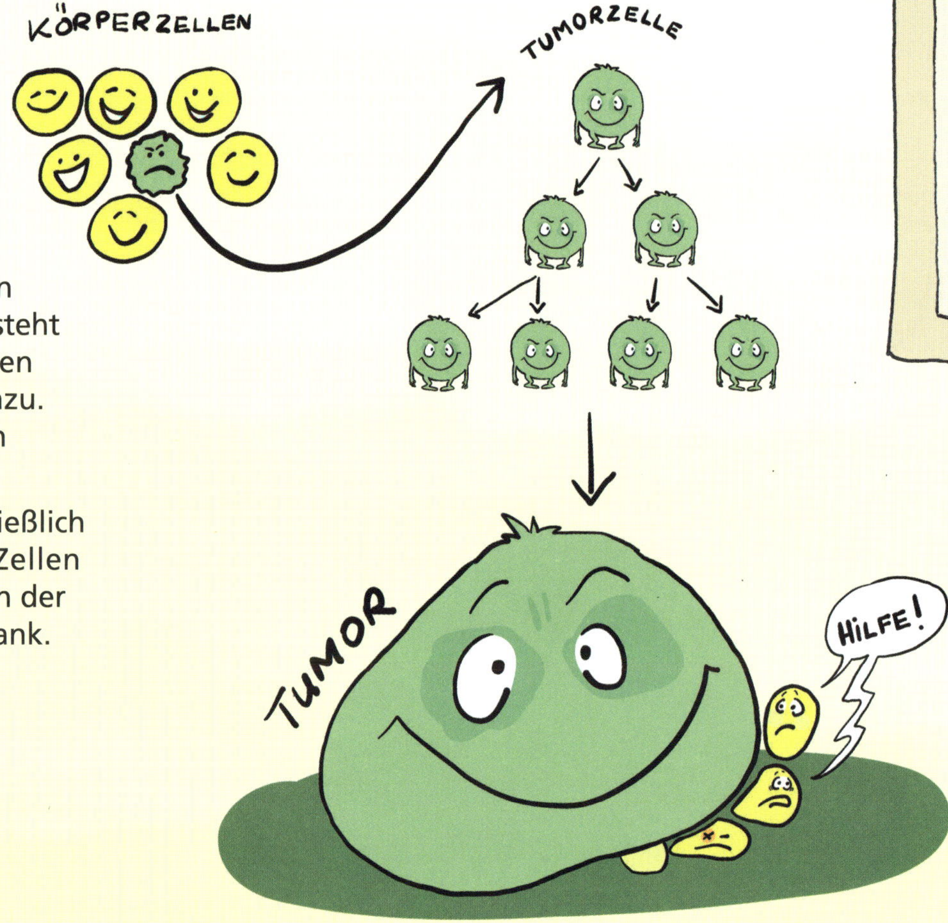

Extra-Wissen

Das Wort **Tumor** kommt aus der lateinischen Sprache und bedeutet Schwellung!

Sind Tumor und Krebs das Gleiche?

Nein, nicht jeder Tumor ist Krebs!

Manche Tumore wachsen nämlich einfach langsam vor sich hin und stören nicht unbedingt. Sie werden deshalb als **gutartig** bezeichnet. Wenn sie doch stören, weil Sie beispielsweise Platz wegnehmen, kann man sie meist wegoperieren.

Tumore, deren Zellen ganz besonders schnell wachsen und sich auf den Weg in andere Organe machen können, werden von der Medizin **bösartig** genannt und nur diese Zellen nennt man dann auch **Krebszellen**. Sie funktionieren nach falschen Regeln, für die sie selbst nichts können. Ihr Bauplan ist einfach falsch.

Gegen die Ausbreitung der Krebszellen kann sich der Körper, soweit die Wissenschaft das heute weiß, nicht ausreichend alleine wehren und deshalb muss man sich medizinisch behandeln lassen.

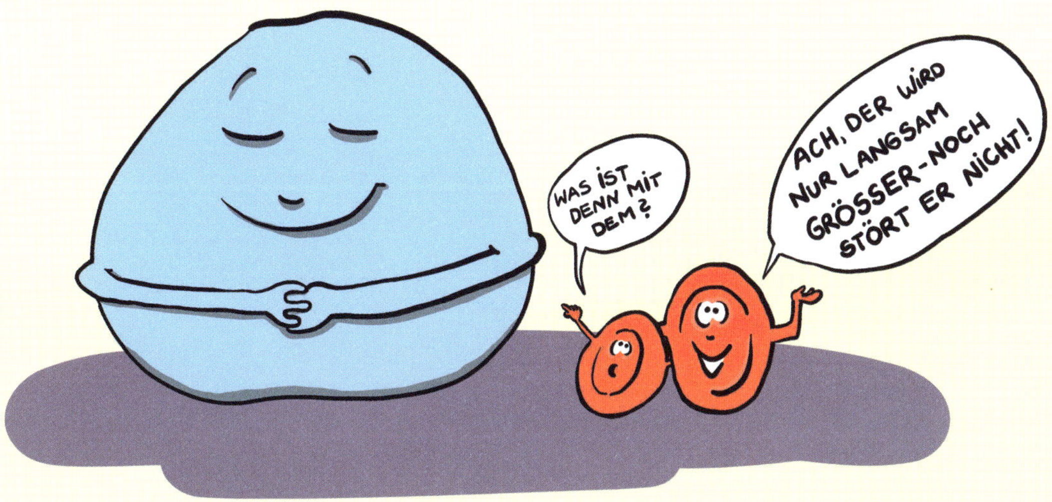
WAS IST DENN MIT DEM?
ACH, DER WIRD NUR LANGSAM GRÖSSER-NOCH STÖRT ER NICHT!

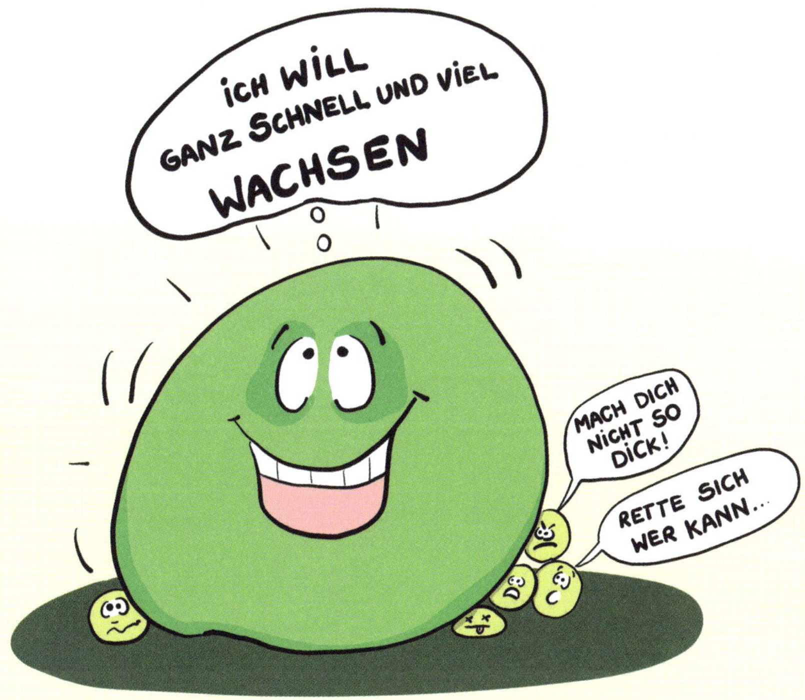
ICH WILL GANZ SCHNELL UND VIEL WACHSEN
MACH DICH NICHT SO DICK!
RETTE SICH WER KANN...

Was denkst du, wie viele Krebsarten es wohl gibt?

Krebs und Krebs ist nicht dasselbe!

Es gibt so viele unterschiedliche Krebsarten, wie es Zellen in unserem Körper mit verschiedenen Aufgaben gibt.

Manche Krebsarten kommen häufiger vor, wie zum Beispiel Brustkrebs, und manche sind eher selten, wie Krebs in der Speiseröhre. Gemeinsam ist allen Krebsarten, dass eine Zelle ihre Aufgabe nicht mehr richtig erfüllt und beginnt, sich wie wild zu vermehren.

Die meisten Krebsarten bilden feste Tumore. In unserem Blut schwimmen aber auch viele verschiedene Zellarten, welche zu Krebs- oder Tumorzellen werden können. Sie bilden dann keinen festen Tumor, sondern sind in großer Zahl einzeln im Blut unterwegs. Man spricht dann auch von Blutkrebs oder **Leukämie**.

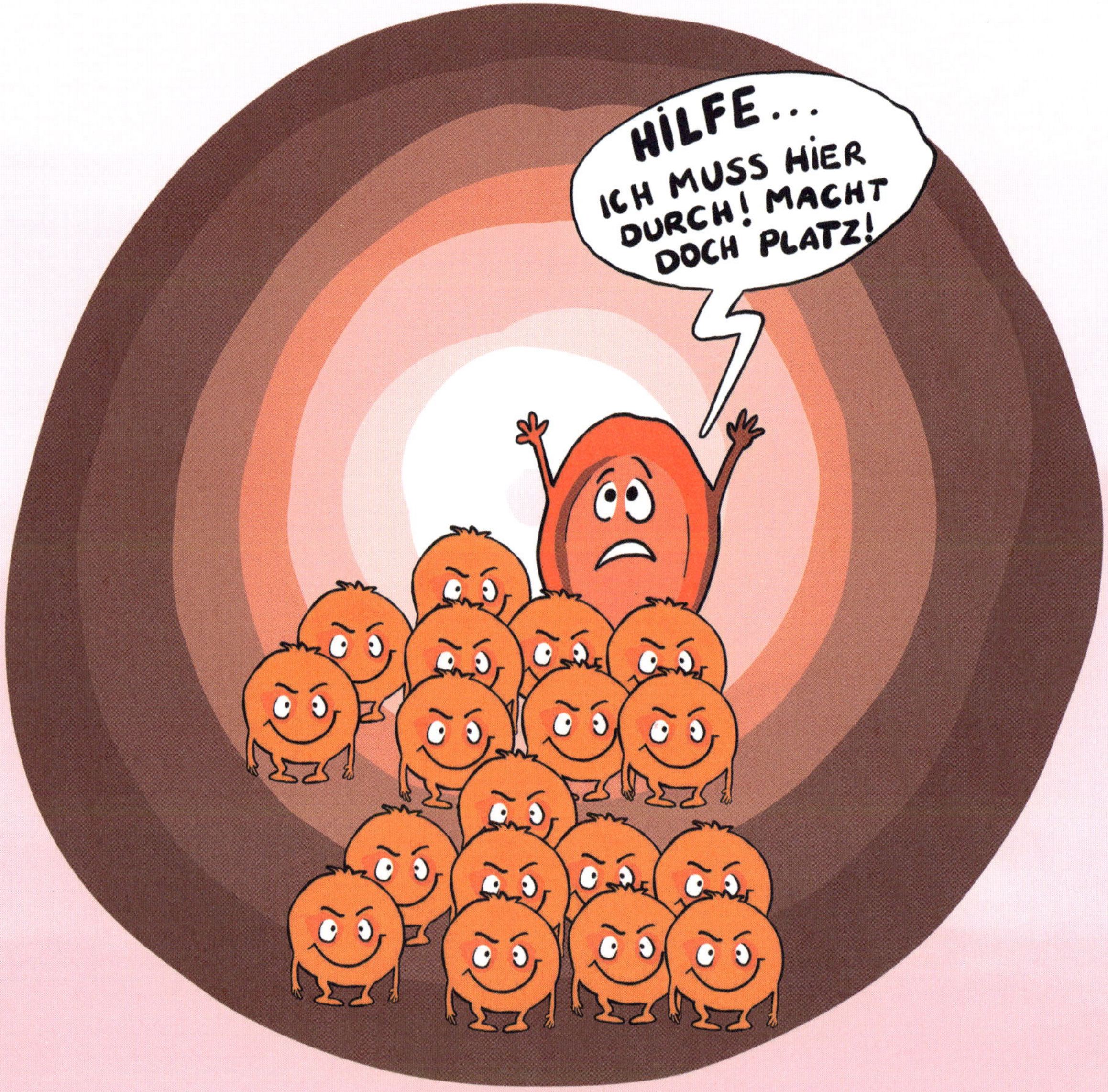

Aus welchen Zellen besteht unser Blut?

Die wichtigsten Zellen in unserem Blut sind:

1. die roten Blutkörperchen oder Erythrozyten:

Sie transportieren den Sauerstoff aus der Atemluft zu den restlichen Körperzellen und färben unser Blut rot.

2. die Blutplättchen oder Thrombozyten:

Sie können Wunden verschließen und bilden zusammen mit getrockneten roten Blutkörperchen eine Kruste, unter der eine Wunde zum Beispiel am Knie, wenn man gefallen ist, wieder verheilen kann.

3. die weißen Blutkörperchen oder Leukozyten:

Diese Zellen sind ganz besonders wichtig. Sie bilden nämlich unser körpereigenes Verteidigungssystem, so etwas wie eine Körperpolizei. Die Medizinerinnen sagen dazu Immunsystem.

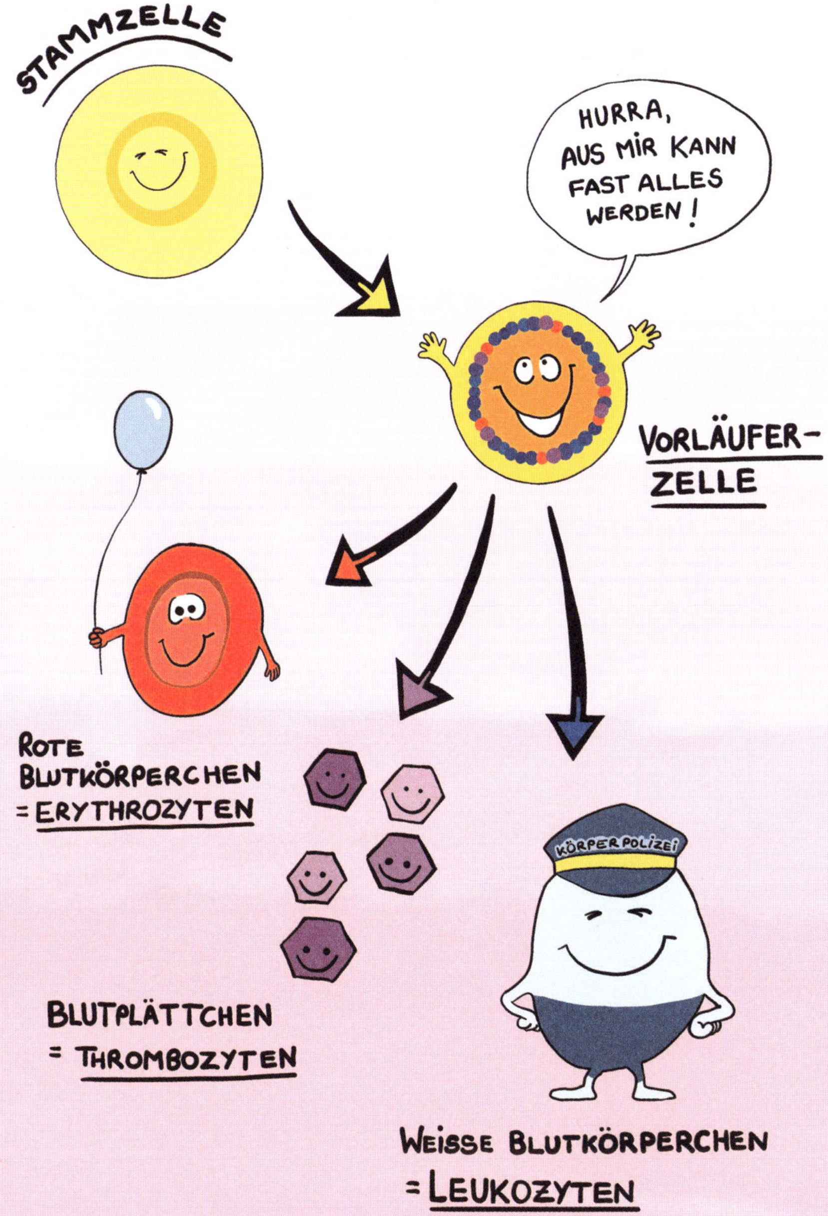

Gibt es verschiedene weiße Blutkörperchen?

Ja, es gibt verschiedene Arten von weißen Blutkörperchen, die wie bei einer echten Polizei auch verschiedene Aufgaben haben:

Fresszellen
Sie erkennen, ob etwas zum Körper gehört oder nicht. Was nicht zum Köper passt, wird einfach aufgefressen.

T-Zellen
Sie sind wie Kommissare bei der Polizei, sie schlagen Alarm, wenn ein Eindringling erkannt wurde, und aktivieren das ganze Verteidigungssystem.

B-Zellen
Sie werden von den T-Zellen informiert und können dann spezielle Fallen, sogenannte **Antikörper** bauen, die fremde Zellen blockieren und es für die Fresszellen und natürlichen Killerzellen leichter machen.

Natürliche Killerzellen
Das sind Vollprofis! Wenn sie eine Zelle als verändert oder körperfremd erkennen, schütten sie Stoffe aus, welche die Zellen kaputtmachen.

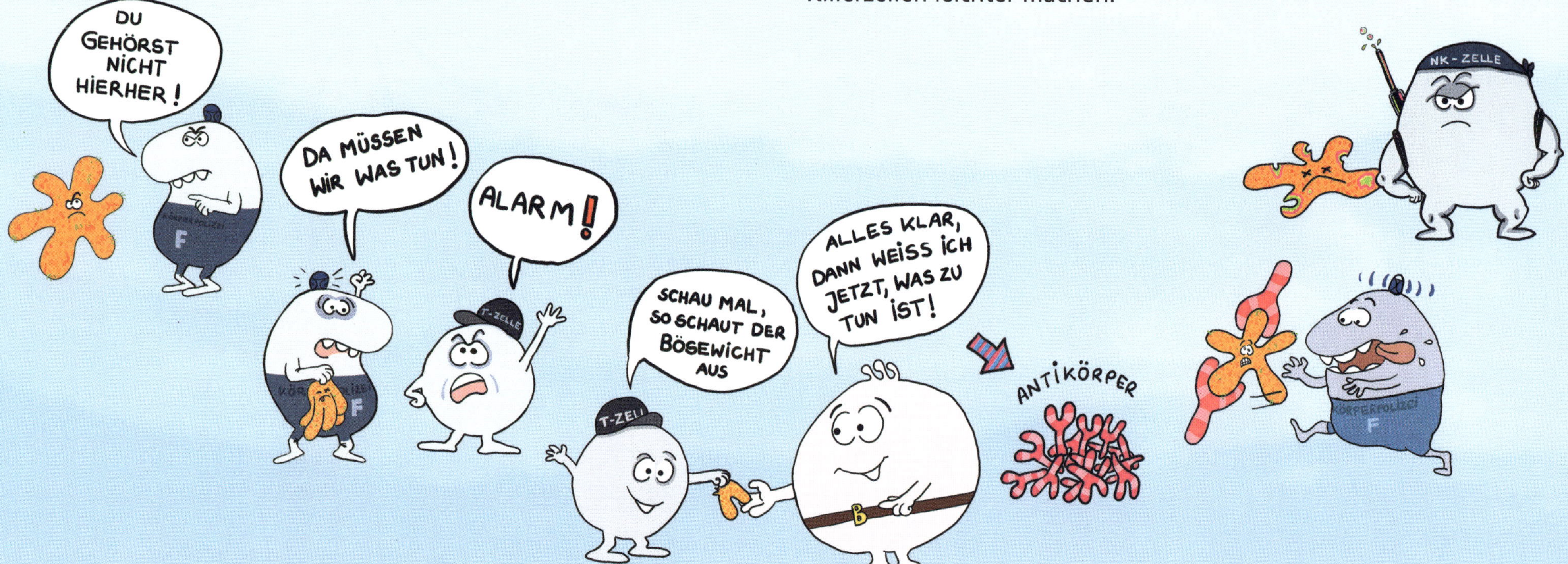
DU GEHÖRST NICHT HIERHER!
KÖRPERPOLIZEI
F
DA MÜSSEN WIR WAS TUN!
ALARM!
T-ZELLE
SCHAU MAL, SO SCHAUT DER BÖSEWICHT AUS
T-ZELLE
ALLES KLAR, DANN WEISS ICH JETZT, WAS ZU TUN IST!
B
ANTIKÖRPER
NK-ZELLE
KÖRPERPOLIZEI
F

Warum kann die Körperpolizei Krebs manchmal nicht erkennen?

Das ist eine sehr wichtige Frage: Hier haben wir tatsächlich ein Problem! Es ist die Aufgabe der Körperpolizei, Krebszellen zu erkennen und unschädlich zu machen, aber das ist gar nicht so einfach. Sehr oft verkleiden sich Krebszellen ziemlich clever. So wie du dich vielleicht an Fasching oder Karneval so verkleidest, dass man dich gar nicht mehr erkennen kann. Die Krebszellen spielen dann der Körperpolizei vor, dass sie eine gesunde Körperzelle sind. Die Körperpolizei muss also richtig gut aufpassen und manchmal klappt das nicht.

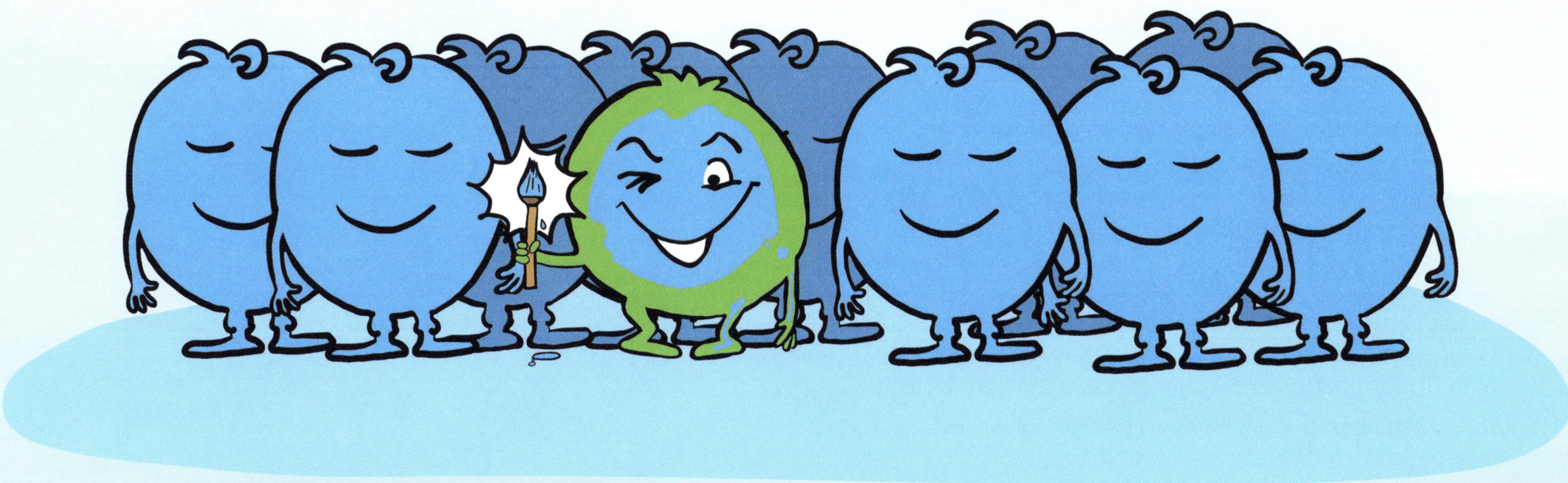

Aber warum verändern sich Zellen überhaupt?

Für die Entstehung von Krebs gibt es viele verschiedene Ursachen. Die Wissenschaftlerinnen haben herausgefunden, dass es einige Dinge gibt, die es Körperzellen leichter machen, zu Krebszellen zu werden. Sie werden in der Medizin **Risikofaktoren** genannt. Es muss aber trotzdem noch viel geforscht werden, damit man besser versteht, warum und wie Krebs entstehen kann.

Du kannst dir das wie ein großes Puzzel vorstellen, von dem du nur einige Teile kennst, viele andere aber noch nicht. Schau dir mal das Puzzel auf der rechten Seite an, hier siehst du verschiedene Risikofaktoren abgebildet …

Das Alter ist dabei der wichtigste Risikofaktor. Das kann man sich in etwa vorstellen wie mit einem alten Auto. Da kann auf die Dauer immer mehr kaputtgehen.

Wenn man Risikofaktoren kennt, weiß man auch gleich, wie man eher gesund bleiben kann.

Lässt sich Krebs auch irgendwie verhindern?

Das Älterwerden können und wollen wir nicht verhindern! Aber manche Risikofaktoren können wir beeinflussen. Es gibt Dinge, die können wir zum Beispiel zu viel oder zu wenig machen:

Zu viel Alkohol trinken, rauchen, zu lange ohne Sonnencreme in der Sonne sein, zu viel Fett oder Zucker essen kann mit dazu beitragen, dass eine Krebserkrankung entsteht. Aber auch Schadstoffe wie Autoabgase können Zellen so schädigen, dass ihr Bauplan nicht mehr richtig funktioniert. Sogar einige Viren können Krebs auslösen.

Zu wenig Bewegung, zu wenig Gemüse und Obst essen macht es den Körperzellen schwer, gesund zu bleiben.

Ein Risikofaktor alleine führt nicht automatisch dazu, dass Krebs entstehen kann.

Extra-Wissen

Schon Paracelsus, ein berühmter Arzt aus dem Mittelalter, hat gesagt: „Allein die Dosis macht, dass ein Ding kein Gift ist."

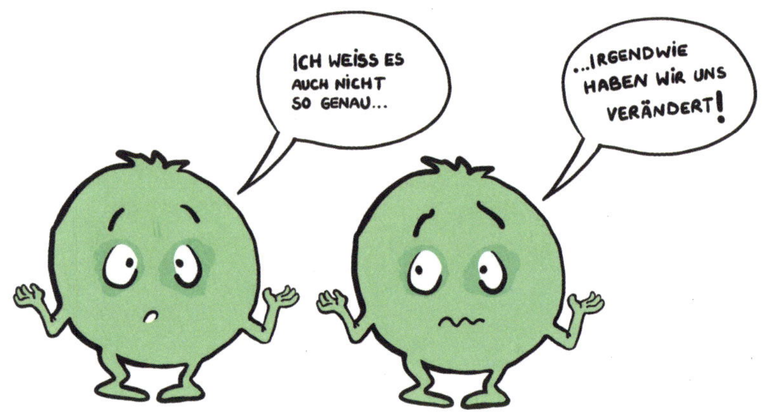
ICH WEISS ES AUCH NICHT SO GENAU...
...IRGENDWIE HABEN WIR UNS VERÄNDERT!

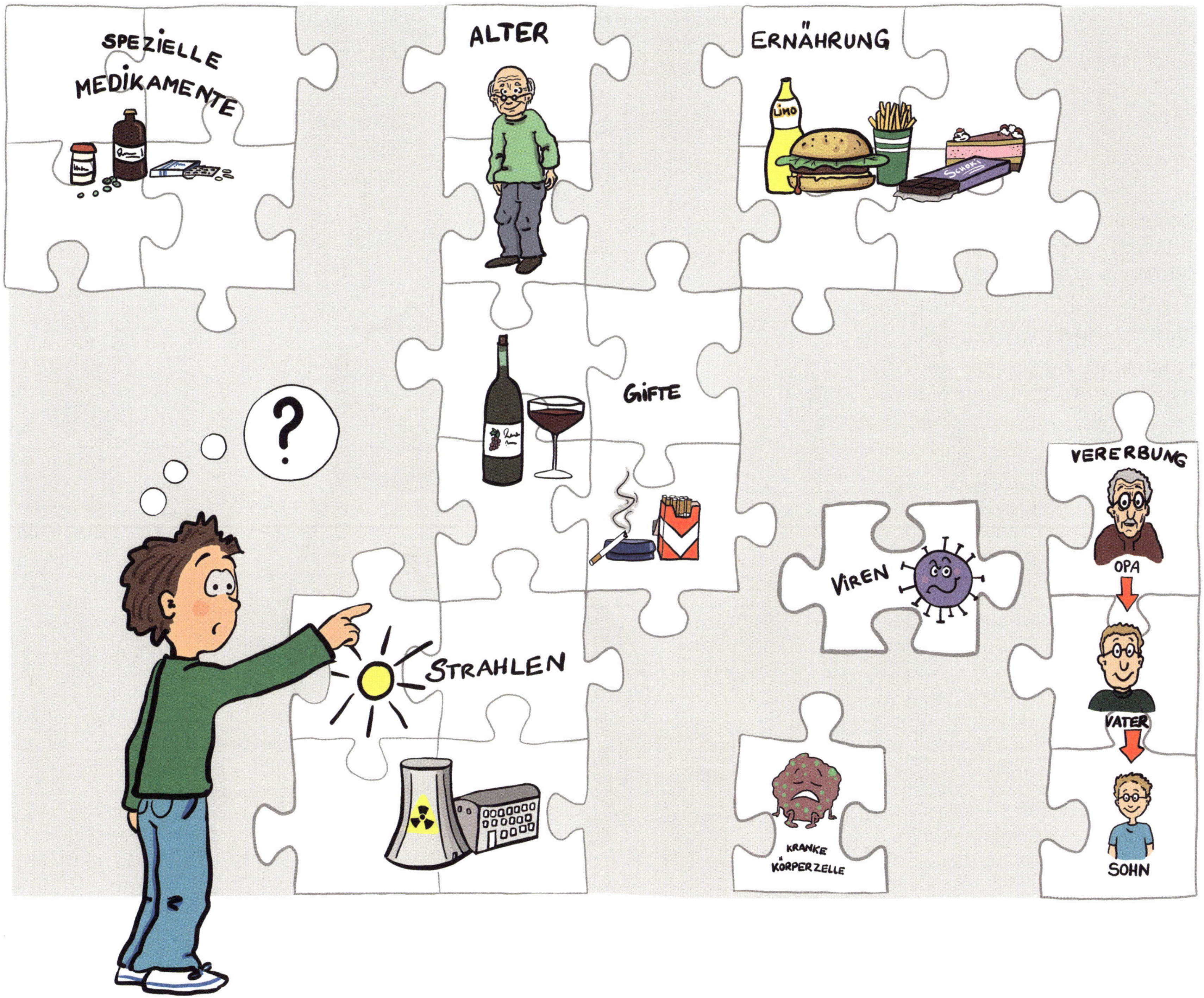
SPEZIELLE MEDIKAMENTE
ALTER
ERNÄHRUNG
LIMO
SCHOKI
GIFTE
?
VERERBUNG
OPA
VATER
SOHN
VIREN
STRAHLEN
KRANKE KÖRPERZELLE

Ist Krebs ansteckend?

Nein! Krebs ist nicht ansteckend.

Und deshalb darf man auch weiter schmusen, sich knuddeln und kuscheln, und man kann auch vom gleichen Teller essen oder aus der gleichen Tasse trinken.

Aber warum kann man sich nicht anstecken, fragst du vielleicht?

Die Antwort: Krebszellen sind ja ein Teil des eigenen Körpers und können nicht über Niesen oder Spucke an einen anderen Menschen weitergegeben werden.

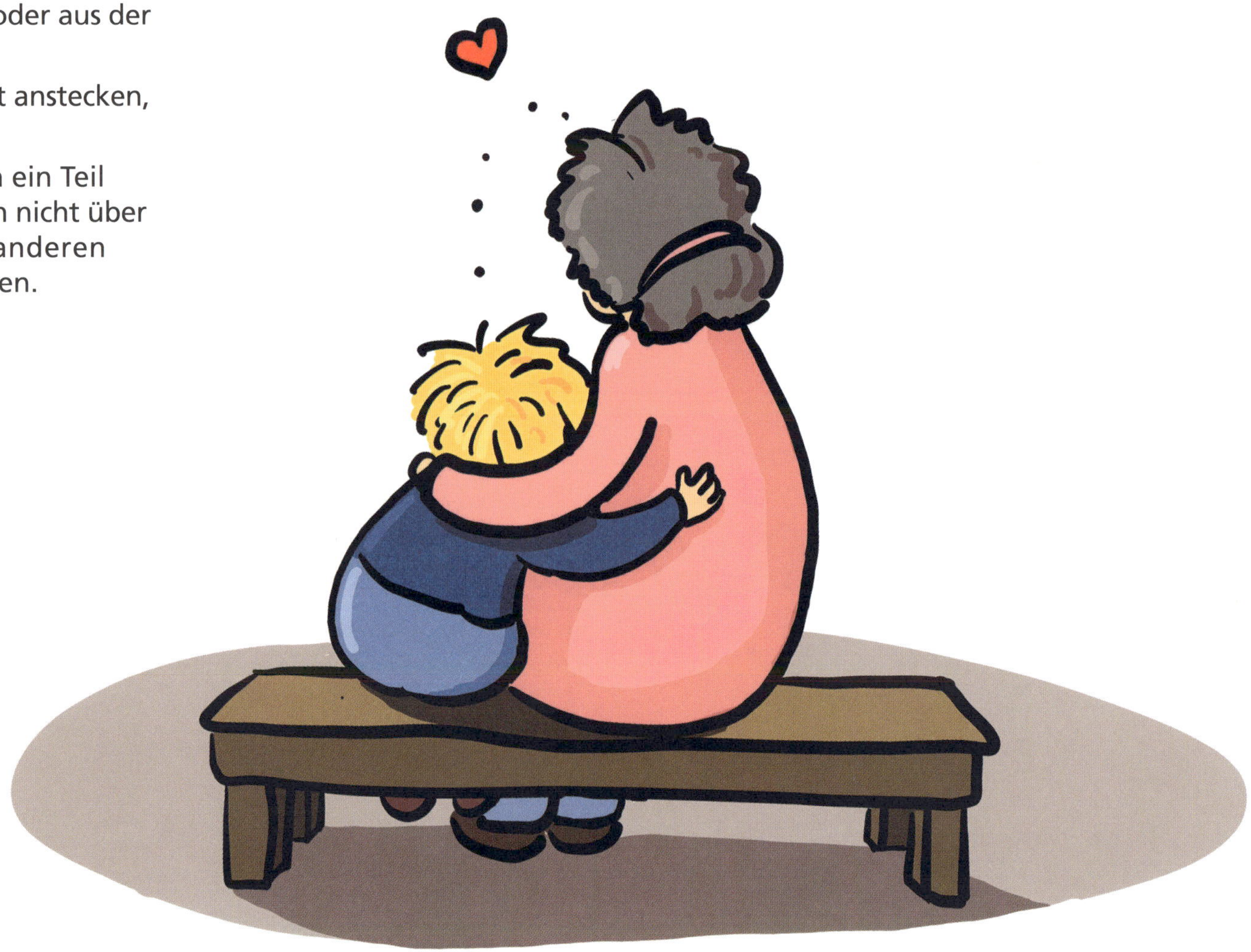

Woher weiß man, dass ein Mensch Krebs hat?

Du kennst es ja vielleicht schon aus eigener Erfahrung. Man fühlt sich irgendwie müde, hat keinen Hunger oder Schmerzen oder, oder, oder. Wenn das tagelang so ist, geht man meist zum Arzt. Die Ärztin fragt einen dann ganz viele Sachen, zum Beispiel, seit wann man sich nicht gut fühlt, was man gegessen oder getrunken hat und so weiter. Das nennt man in der Medizin **Anamnese**. Dann wird der Körper etwas genauer untersucht (auf dem Bauch herumdrücken zum Beispiel) eben je nachdem, wo jemand sich krank fühlt.

Wenn etwas nicht so ist, wie es sein soll, werden weitere Untersuchungen angeordnet, das nennt man in der Medizin **Diagnostik**. Das ist ein bisschen so, als versucht der Arzt ein Rätsel zu lösen. Das Rätsel lautet: „Welche Krankheit hat dieser Mensch?"

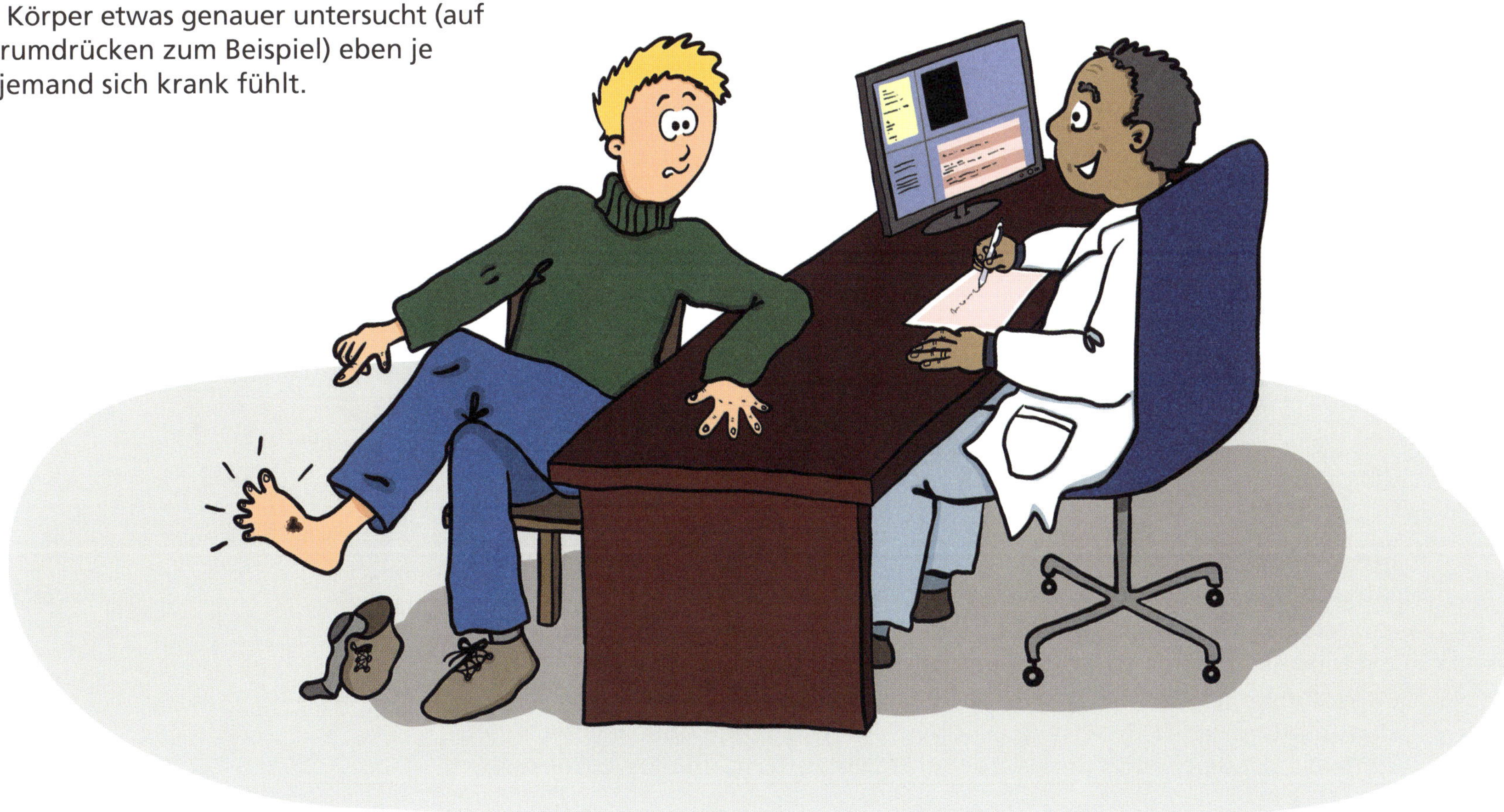

Was ist eine Blutuntersuchung?

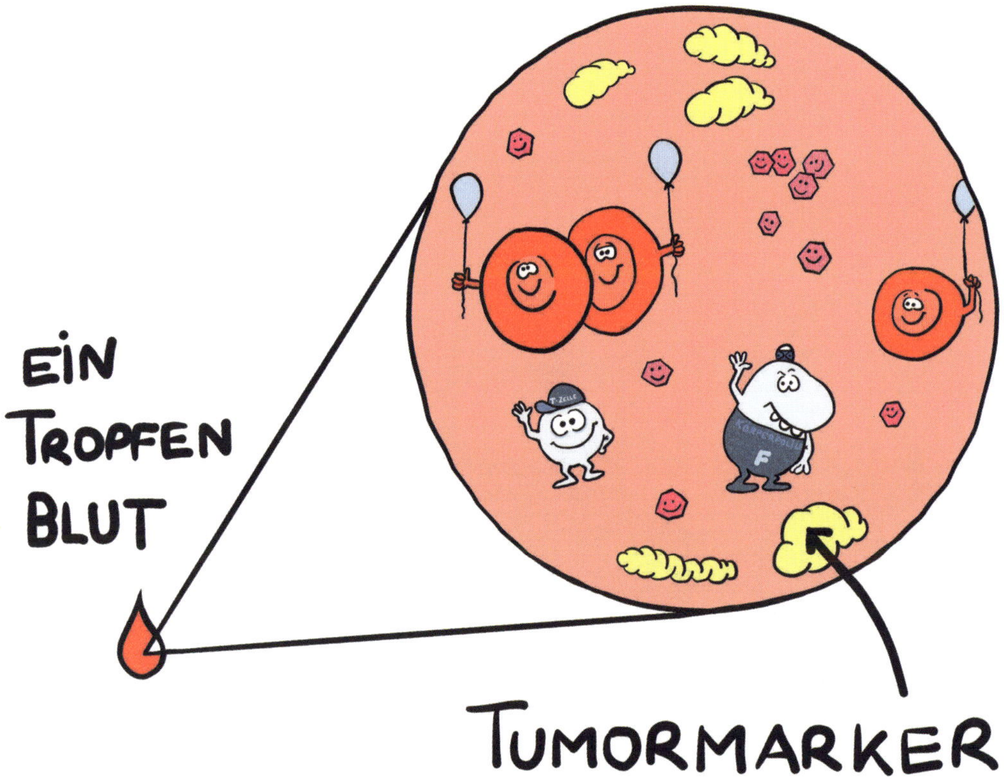

Extra-Wissen

Eiweiß hat hier nichts mit Hühnereiern zu tun. Ein anderer Name für Eiweiß ist Protein. Proteine sind wichtige Bestandteile von unseren Körperzellen.

Bei einer Blutuntersuchung nehmen die Ärztinnen ein bisschen Blut ab und machen damit verschiedene Tests. Vor allem schauen sie sich an, ob alle Zellen da sind, die ins Blut gehören, oder ob es zu viele oder zu wenige sind. Auch schauen sie nach anderen Stoffen, die im Blut mitschwimmen. Manchmal produziert ein Körper, der an Krebs erkrankt ist, bestimmte Eiweiße in besonders hoher Menge. Sie sind dann ein wichtiger Hinweis auf den Tumor und werden deshalb als Tumormarker bezeichnet.

Was ist eine Röntgenuntersuchung?

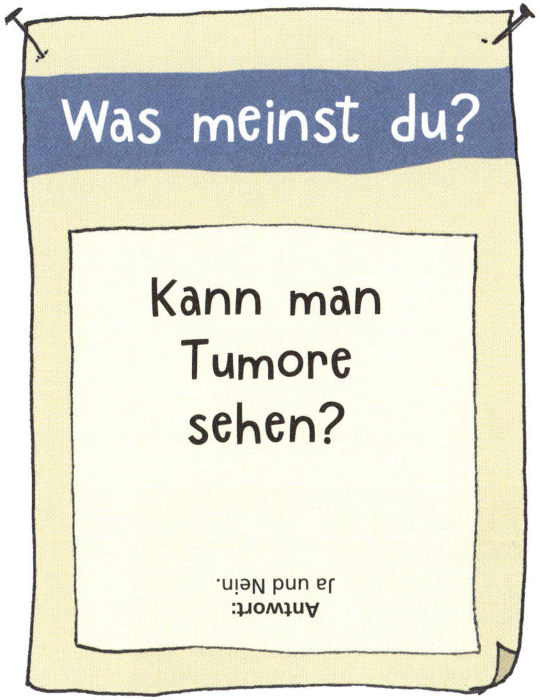
Was meinst du?
Kann man Tumore sehen?
Antwort:
Ja und Nein.

Krebs kann im Körper richtige Knubbel bilden. Wenn diese Knubbel sich nahe an der Körperoberfläche bilden, zum Beispiel unter der Haut, dann kann man sie auch sehen.

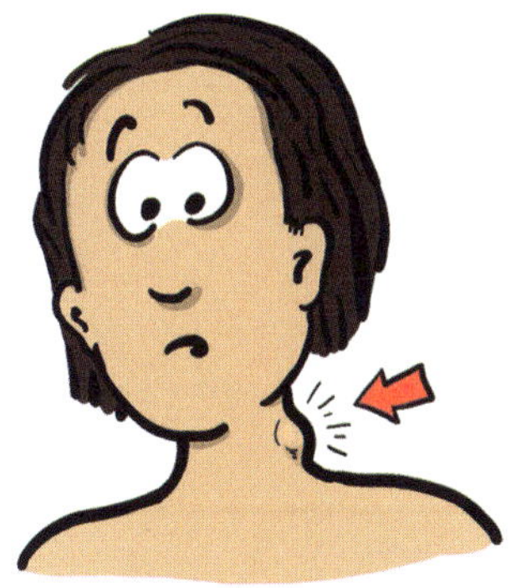

Tumore, die im Inneren des Körpers sind, kann man nicht direkt sehen. Dafür braucht man die Hilfe von speziellen Geräten. Vielleicht hast du es schon mal selbst erlebt oder bei einer anderen Person mitbekommen, dass ein **Röntgenbild** gemacht wurde? Dabei werden Strahlen durch den Körper geschickt.

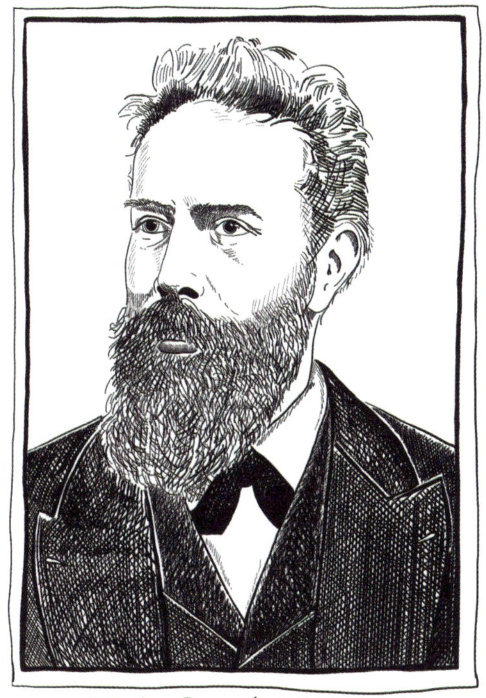

Wilhelm Conrad Röntgen

Sie sind nach ihrem Entdecker, dem Physiker Wilhelm Conrad Röntgen, benannt und heißen seither **Röntgenstrahlen**.

Wie funktioniert eine Röntgenuntersuchung?

Beim Röntgen werden besondere Strahlen – die **Röntgenstrahlen** – durch den Körper geschickt. In großer Menge wären diese Strahlen gefährlich. Aber für die Untersuchung wird nur eine winzig kleine Menge verwendet, sodass der Körper durch die Strahlen möglichst keinen Schaden nimmt.

Festes Gewebe, wie zum Beispiel Knochen, lässt die Strahlen nicht so gut durch. Daher kann man dann hinterher auf dem Bild Knochen gut sehen. An dieser Stelle bleibt das Bild hell.

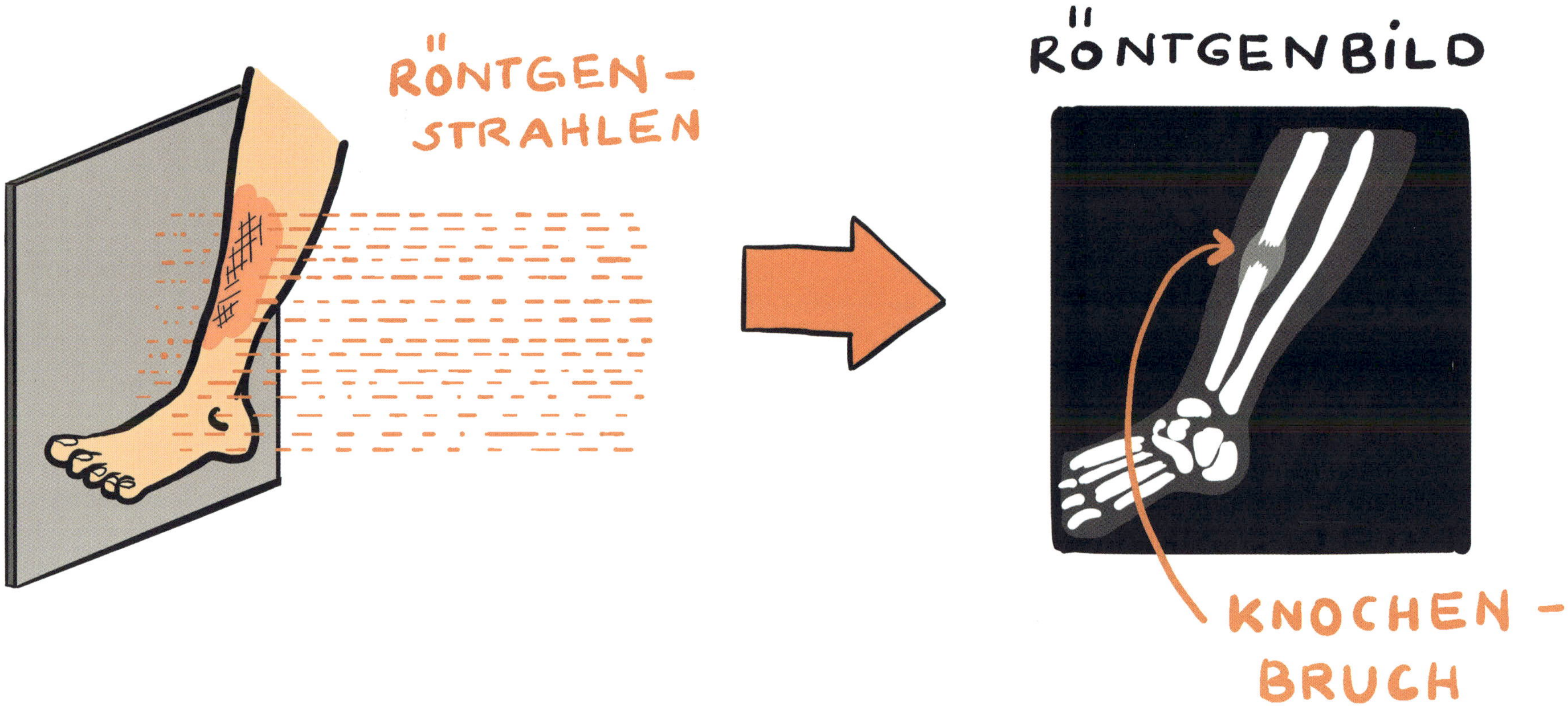

Was ist eine Computertomographie?

Röntgenstrahlen werden auch bei der sogenannten **Computertomographie** verwendet. Weil das ein so schwieriges Wort ist, wird häufig einfach nur von einem **CT** gesprochen. Das Gerät, mit dem das CT gemacht wird, nennt man Computertomograph. Es sieht aus wie eine große Röhre, in die man zur Untersuchung hineingeschoben wird. Die Strahlen kommen dann von allen Seiten, aber auch nur eine sehr kleine Menge. Ein angeschlossener Computer kann daraus viele einzelne Bilder vom Körper machen, viel mehr und viel genauer als beim Röntgen. Die Bilder helfen den Ärzten herauszufinden, wo der Tumor sitzt, wie groß oder klein er ist und ob man ihn zum Beispiel gut herausoperieren kann. Während der Behandlung kann das CT helfen, den Tumor zu beobachten und zu schauen, ob er sich durch die Therapie verändert hat.

Damit der Tumor gut zu erkennen ist, bekommt der Mensch vor der Untersuchung ein spezielles Medikament, ein sogenanntes **Kontrastmittel**. Es bewirkt, dass der Tumor auf dem späteren Bild hell leuchtet und von gesundem Gewebe zu unterscheiden ist.

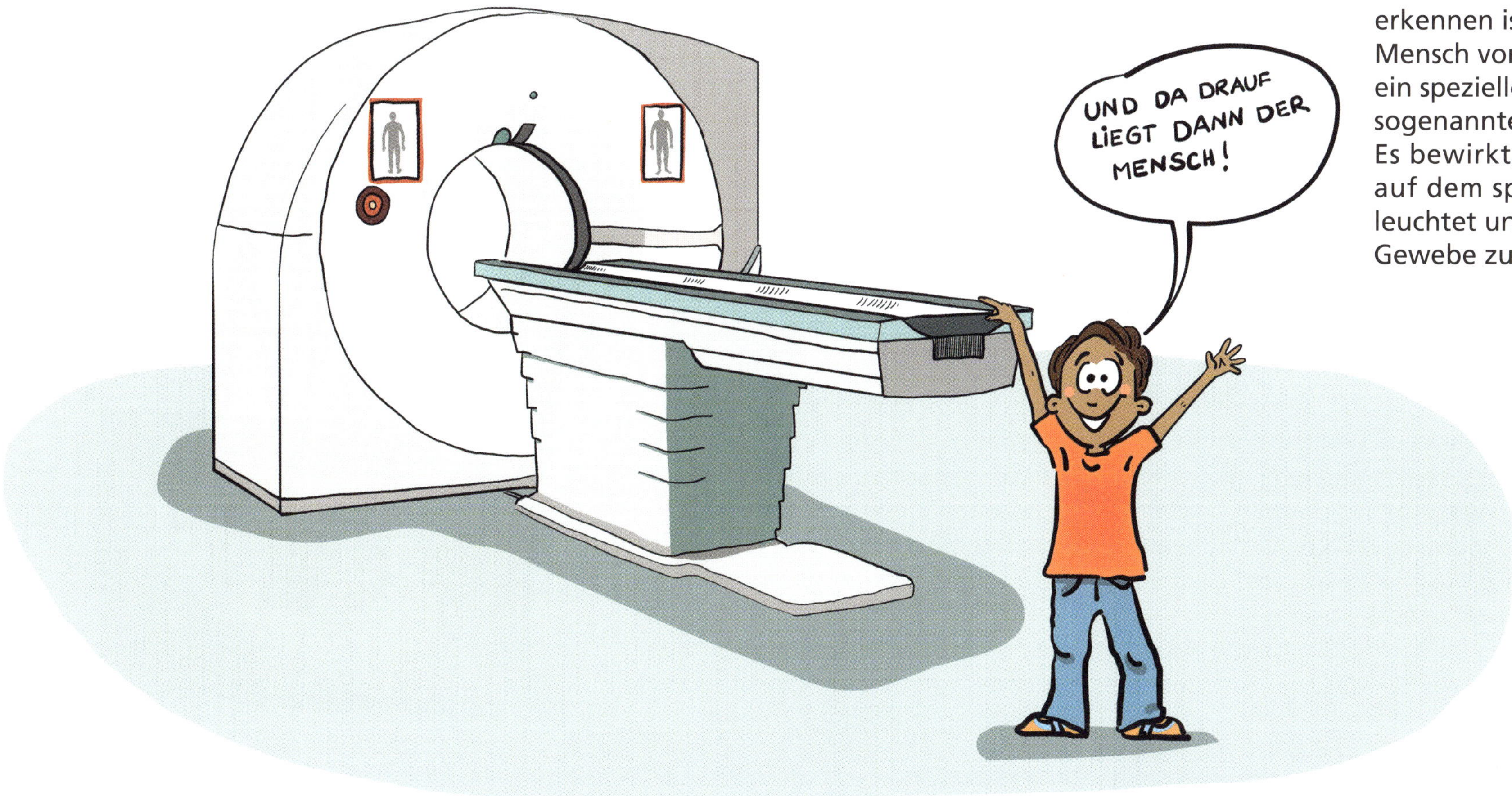

Was ist eine Magnetresonanztomographie?

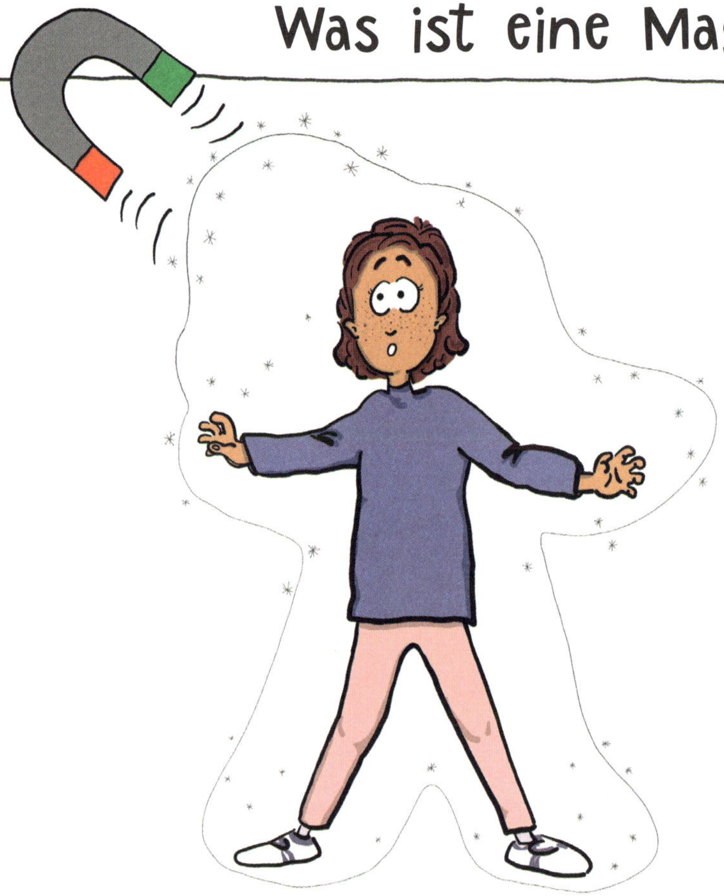

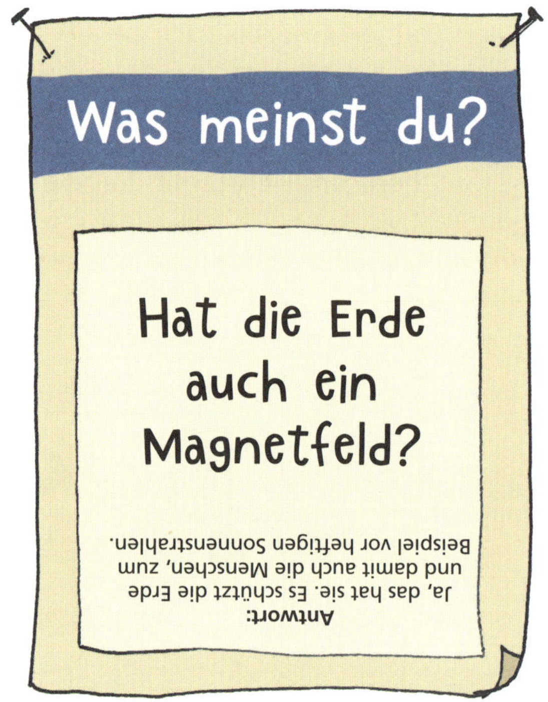
Was meinst du?
Hat die Erde auch ein Magnetfeld?
Antwort:
Ja, das hat sie. Es schützt die Erde und damit auch die Menschen, zum Beispiel vor heftigen Sonnenstrahlen.

Wenn man weiches Gewebe wie zum Beispiel das Gehirn noch ein bisschen genauer untersuchen möchte, kann man auch ein MRT machen. **MRT** ist die Abkürzung für eine **Magnetresonanztomographie**. Schon wieder so ein schweres Wort!

Die Idee ist aber ganz einfach: Du hast doch bestimmt schon einmal einen Magneten gesehen? Jetzt stell dir vor, jeder Mensch hat ein eigenes magnetisches Feld um sich herum! Das kann man nicht sehen und auch nicht fühlen. Aber man kann es mit speziellen Geräten messen und es verändert sich, wenn es mit einem anderen Magneten in Kontakt kommt.

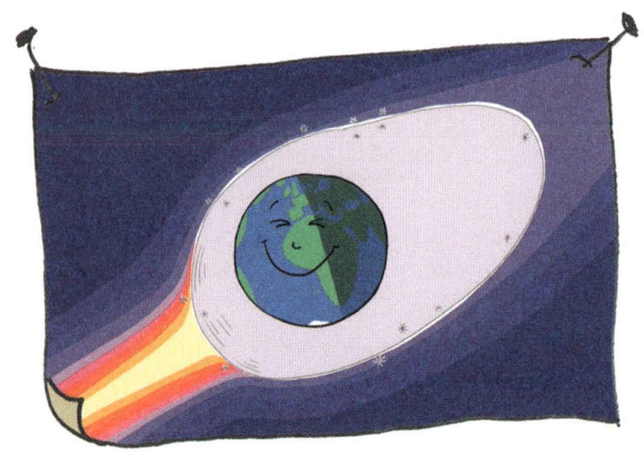

Das **MRT-Gerät** wirkt wie ein großer Magnet. Wenn ein Mensch im Gerät liegt, können die Veränderungen im menschlichen Magnetfeld gemessen werden. Daraus bastelt ein Computer auch wieder ein supergenaues Bild. Das MRT ist besonders hilfreich, wenn der Tumor in weichem Körpergewebe sitzt, zum Beispiel im Gehirn. Das lässt sich nämlich mit einem MRT viel besser untersuchen als mit einem CT. Auch das MRT kann genutzt werden, um den Tumor zu finden und im Verlauf der Behandlung zu beobachten. Dabei hilft wie beim CT die Einnahme eines Kontrastmittels.

Extra-Wissen

GUT IST:

All diese Untersuchungen tun überhaupt nicht weh!

BLÖD IST:

Vor allem das MRT-Gerät ist laut und man muss lange still liegen!

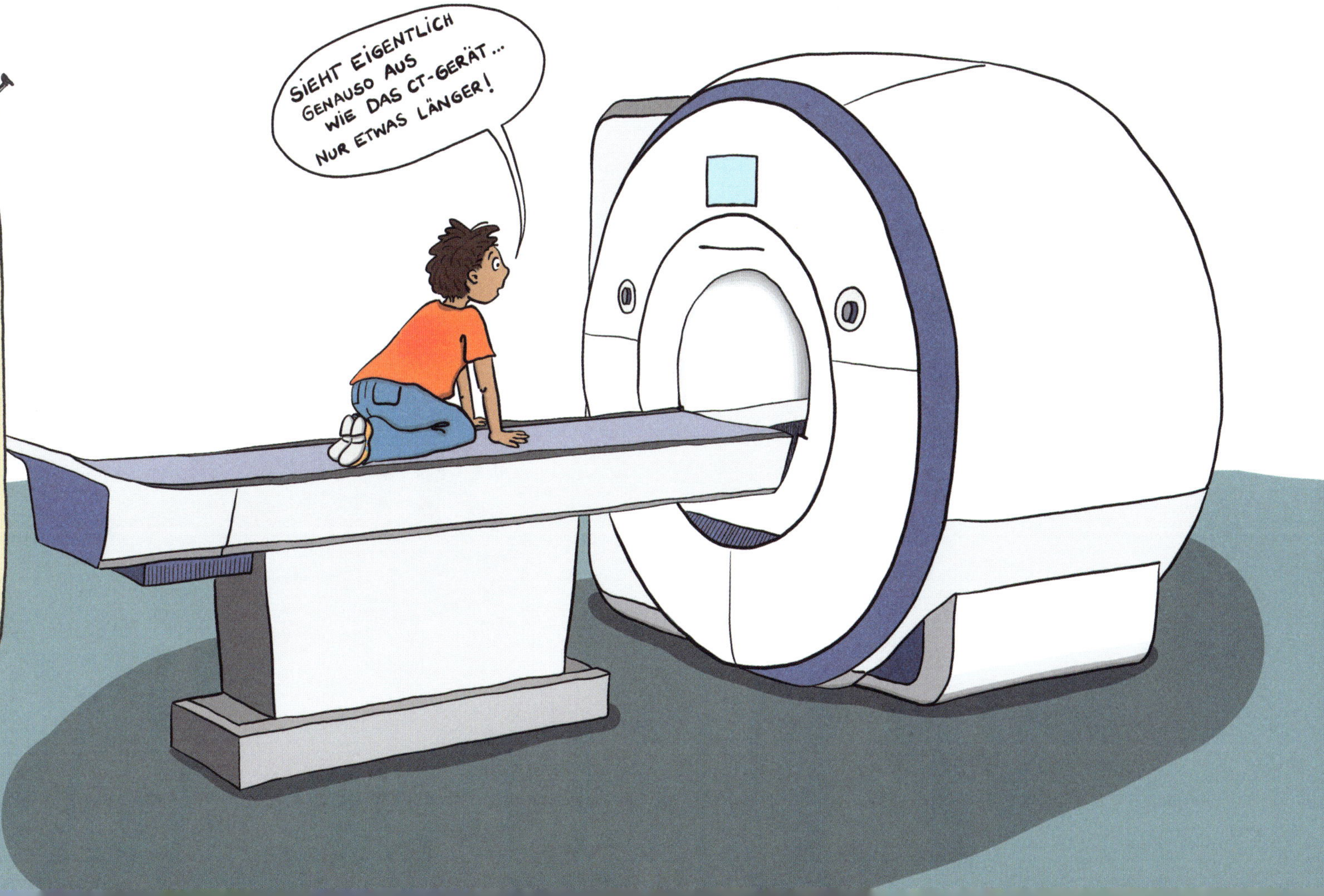

Was ist ein Ultraschall?

Die Ultraschalluntersuchung, medizinisch nennt man sie auch **Sonographie**, kann mithilfe von sogenannten Schallwellen das Körperinnere sichtbar machen.

Ein Ultraschalluntersuchung wird zum Beispiel ganz regelmäßig gemacht, wenn eine Frau ein Kind erwartet. Dann kann man mit dem Ultraschall sehen, ob es dem Baby im Bauch gut geht. Die schwangere Frau muss sich auf eine Liege legen und die Ärztin gibt eine etwas glibberige Creme auf den Bauch. Den Glibber braucht das Gerät, um gute Bilder machen zu können. Er ist ein bisschen kalt und man erschrickt deshalb manchmal. Dann bewegt der Arzt den Ultraschallkopf auf dem Bauch hin und her und ein Computer zeigt dann das Bild des Babys im Bauch. Die Untersuchung ist sehr einfach und tut überhaupt nicht weh.

Die Ultraschalluntersuchung wird auch häufig genutzt, um zu schauen, ob zum Beispiel ein Knubbel gutartig oder bösartig sein könnte.

Hast du schon einmal gesehen, wie Ärztinnen eine Ultraschall-untersuchung machen?

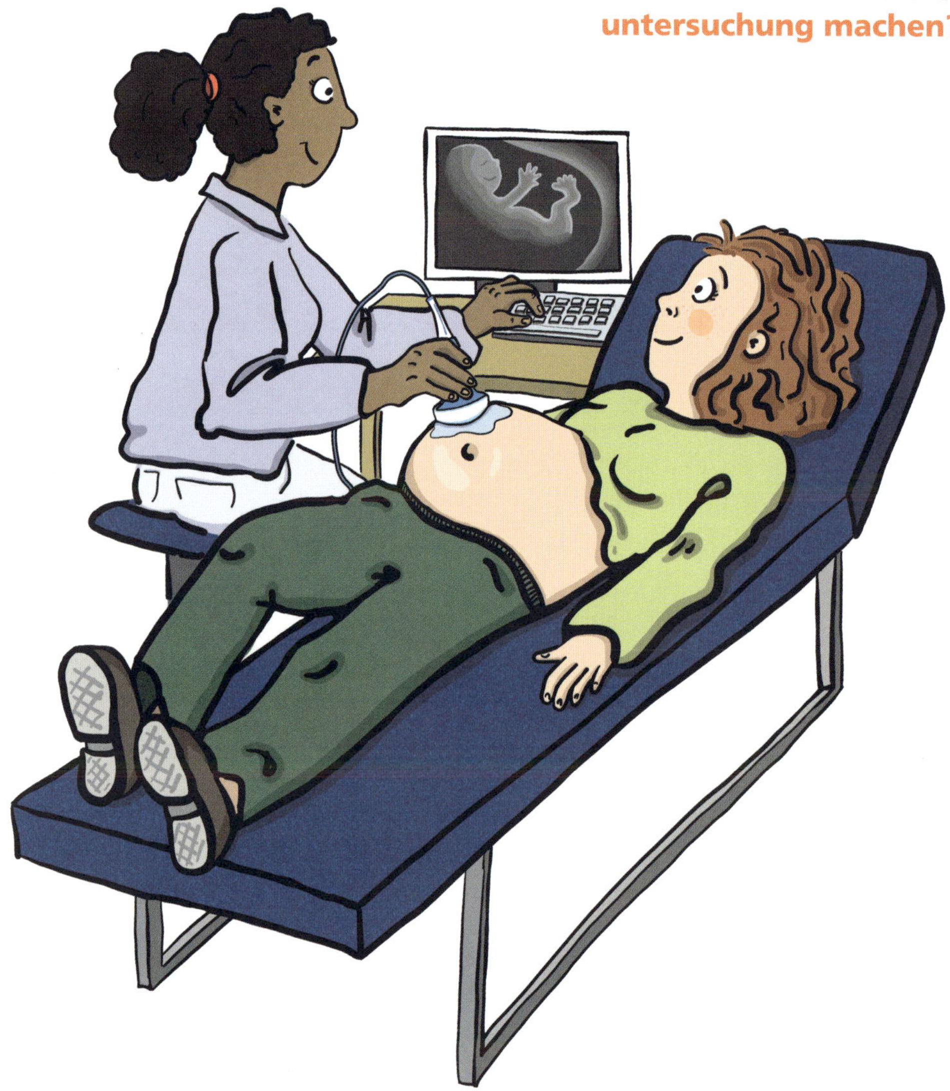

Was ist eine Tumorkonferenz?

Bei einer **Tumorkonferenz** sitzen verschiedene Ärzte zusammen und schauen sich die Ergebnisse aller Untersuchungen an. Sie können dann sagen, ob es die Krankheit Krebs ist und wenn ja, welche Art von Krebs. Das nennt man in der Medizin auch **eine Diagnose stellen**.

Die Ärztinnen beraten über die Diagnose und entscheiden gemeinsam, welches die beste Behandlung für den an Krebs erkrankten Menschen ist.

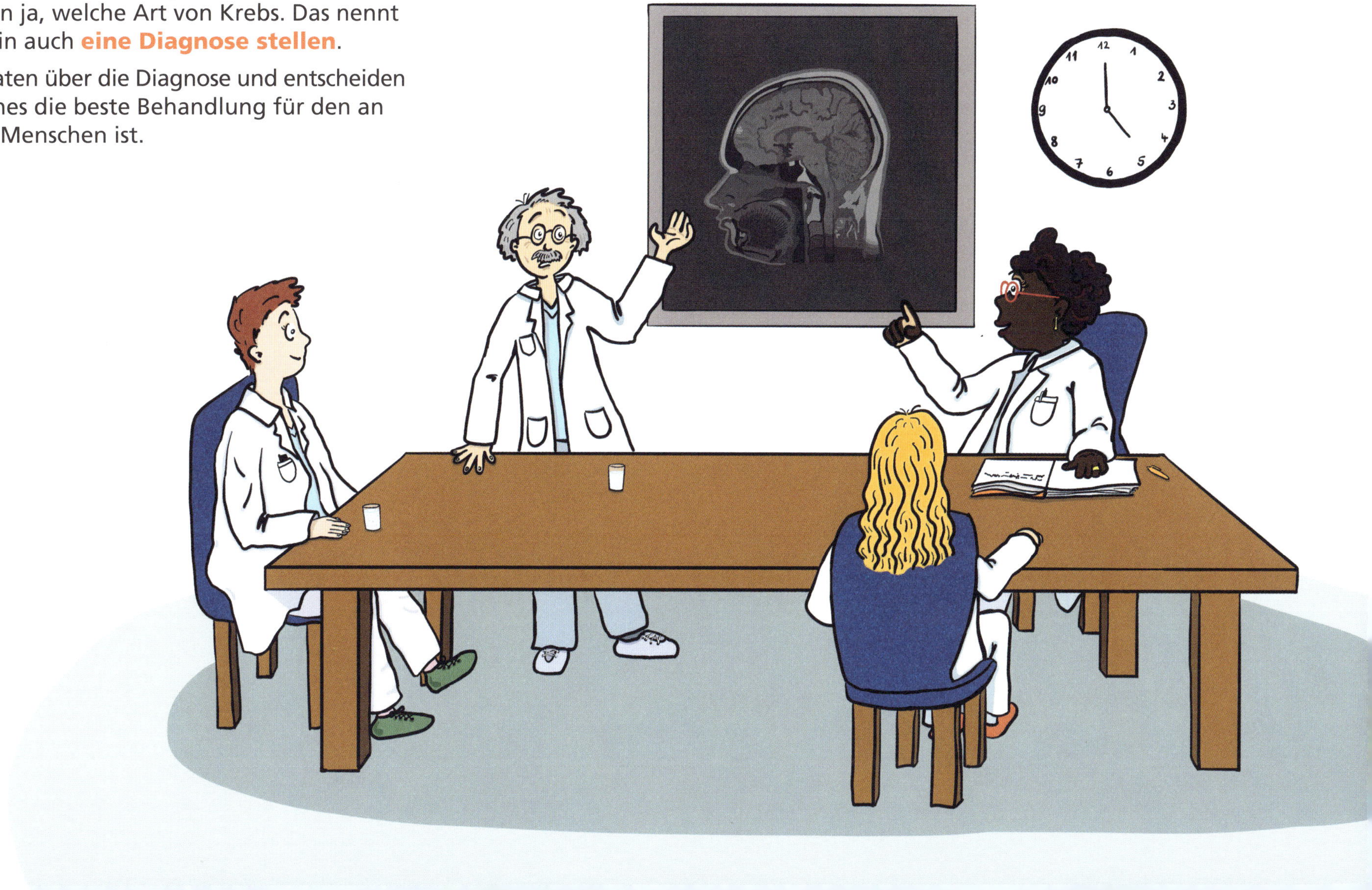

Wie kann man Krebs behandeln?

Weil es so viele Krebsarten gibt, hat die Medizin sehr viele verschiedene Behandlungen entwickelt.

Die wichtigsten Behandlungen sind heute die **Operation**, die **Strahlentherapie** und verschiedene Medikamente wie die **Chemotherapie**, die **Antihormonelle Therapie** oder die **Immuntherapie**. Auch die **Transplantation**, zum Beispiel von gesunden Blutzellen, spielt eine große Rolle. Zusätzlich gibt es aber auch noch Behandlungen, die Körper und Seele stärken können. Mit all den Behandlungen zusammen will man erreichen, dass der Krebs die Beine in die Hand nimmt und nicht mehr wiederkommen mag, weil es ihm zu ungemütlich geworden ist. Das alles wird dir auf den nächsten Seiten erklärt.

Was passiert bei einer Operation?

Einen festen Krebstumor oder Krebsknubbel versuchen die Ärzte, wann immer es geht, mit einer Operation aus dem Körper zu entfernen. Er wird dann tatsächlich richtig herausgeschnitten.

Vor der Operation bekommt man als Patientin Medikamente, von denen man tief und fest einschläft. Auf diese Weise tut es nicht weh, wenn der Krebstumor herausgeschnitten wird. Die Ärzte passen sehr gut darauf auf, dass der Mensch während der Operation nicht plötzlich wach wird. Außerdem achten sie darauf, dass es dem Körper gut geht: zum Beispiel, dass er gut atmet und das Herz ordentlich schlägt. Am Ende bekommt die Patientin wieder ein Medikament zum Aufwachen.

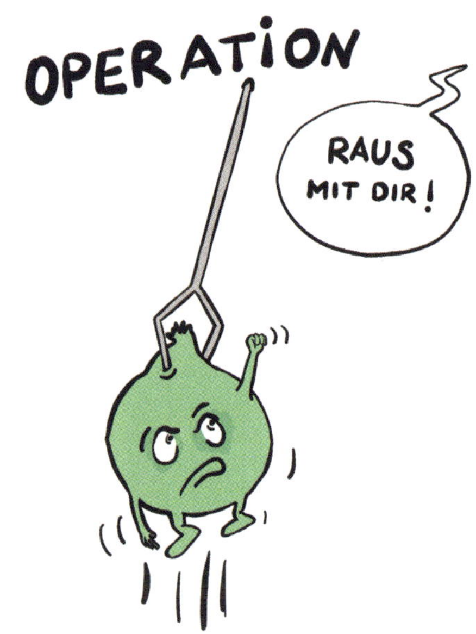

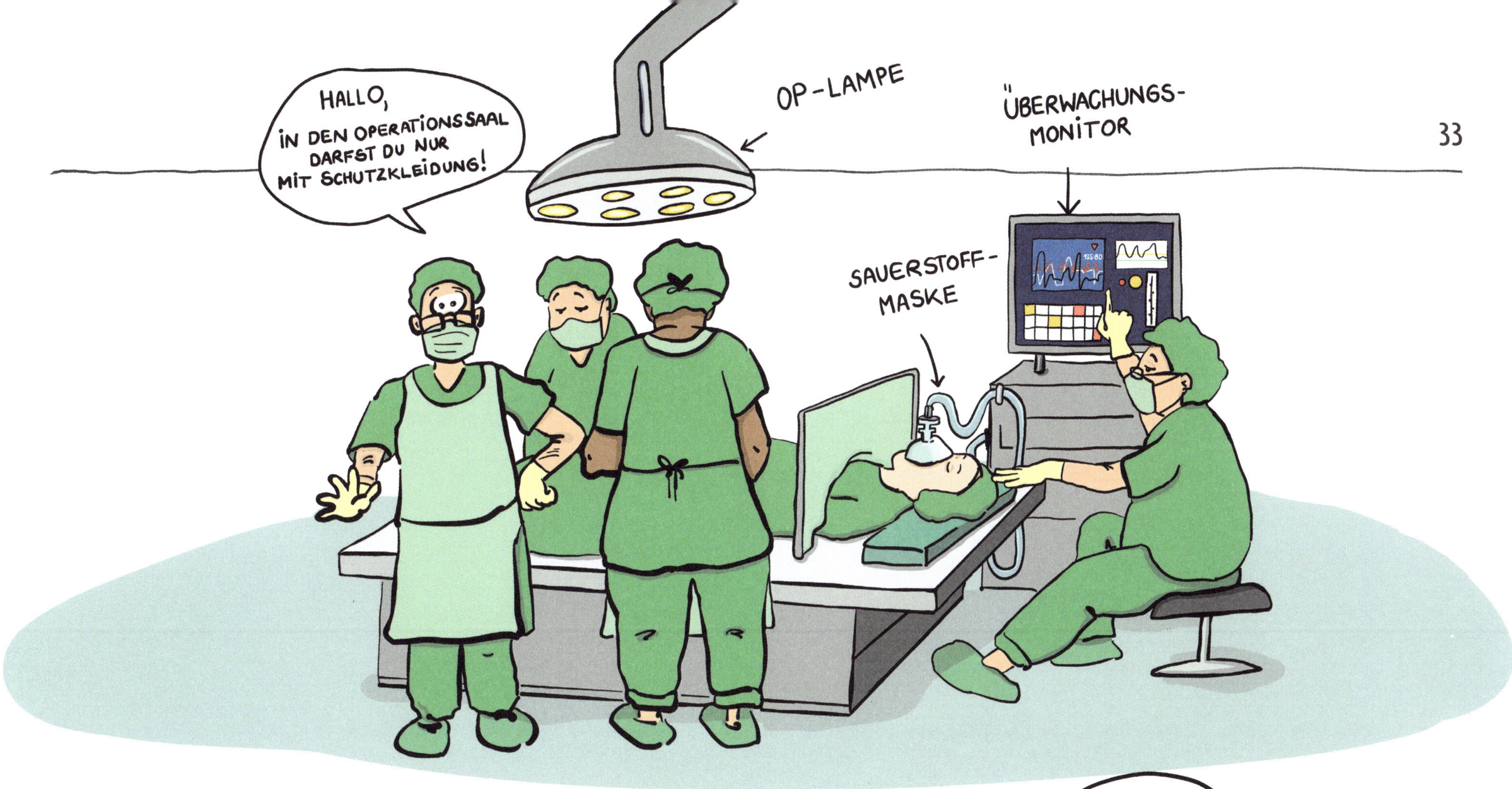

Nach der Operation hat man dann eine Wunde an der Stelle, wo die Ärzte den Tumor herausgeholt haben. Manchmal tut die Wunde auch weh, deshalb bekommt man nach der Operation noch Medikamente gegen Schmerzen. Wenn die Wunde geheilt ist, bleibt eine Narbe zurück.

Hast du auch eine Narbe?
Weißt du noch, wie sie entstanden ist?

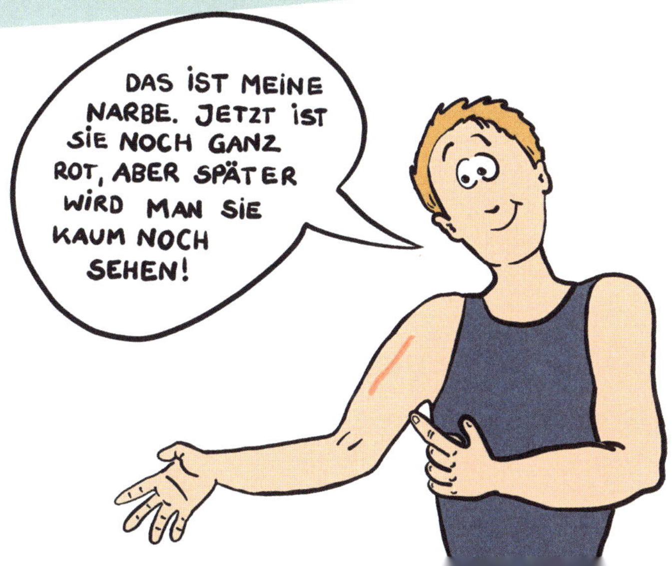

Was genau ist denn eine Chemotherapie?

Bei einer Chemotherapie bekommt der krebskranke Mensch in regelmäßigen Abständen Medikamente, die im Körper Zellen zerstören, die sich besonders schnell teilen. Genau das tun Krebszellen, wie du ja jetzt schon weißt. Es gibt viele verschiedene Chemotherapie-Medikamente. Leider sind sie oft sehr giftig und greifen auch noch andere Zellen im Körper an, die sich schnell teilen, wie zum Beispiel die Zellen, aus denen unsere Haare wachsen. Nach der Therapie können sich die eigentlich gesunden Zellen in der Regel auch wieder erholen. Die Haare wachsen dann einfach wieder nach.

Außerdem machen nicht alle Chemotherapie-Medikamente Haarausfall.

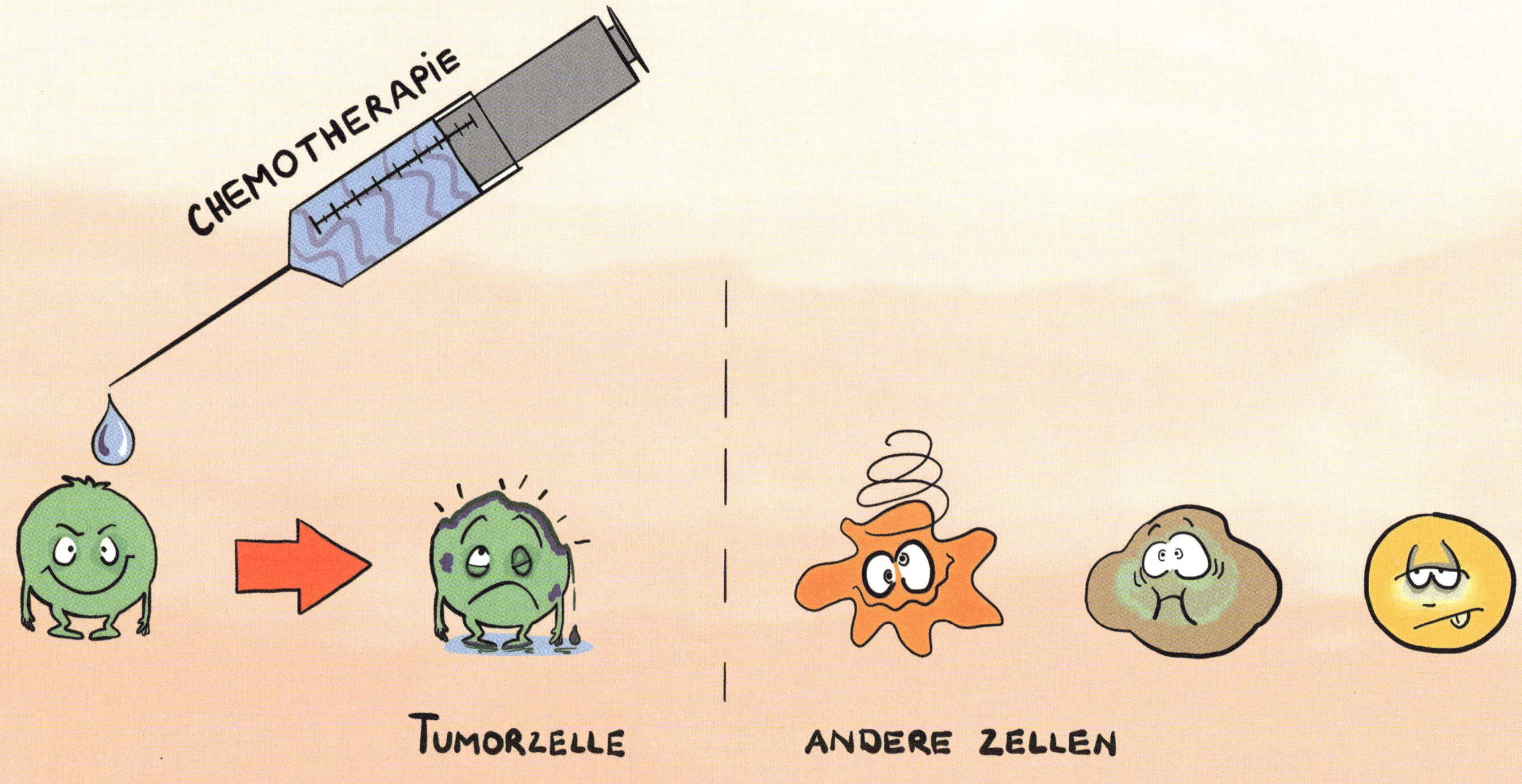

Was meinst du?

Tut es weh, wenn die Haare ausfallen?

Antwort:
Nein, tut es nicht. Allerdings ist die Kopfhaut ohne Haare oft sehr empfindlich. Man kann am Kopf frieren und viele finden es auch ohne Haare nicht so schön. Aus diesem Grund bekommt jeder Mensch, dem wegen einer Krebserkrankung die Haare ausfallen, ein Rezept für eine Perücke.

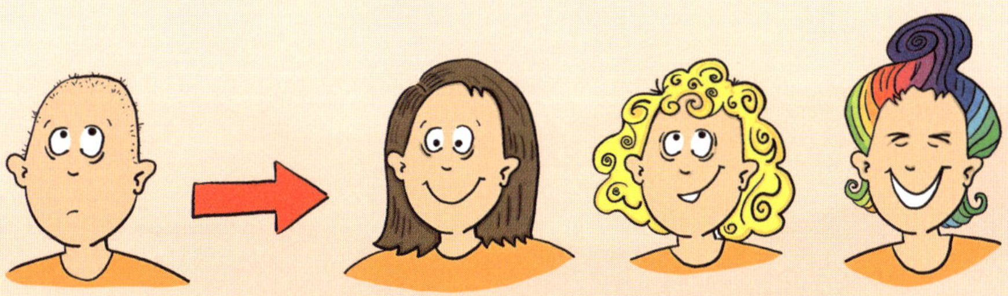

Da die Chemotherapie auch noch andere gesunde Zellen im Körper angreift, geht es vielen Menschen danach nicht so gut. Sie sind sehr müde, manchmal ist ihnen richtig schlecht oder sie müssen sogar erbrechen.

Das ist für alle in der Familie nicht so einfach!

All diese Begleiterscheinungen der Therapie werden in der Medizin als **Nebenwirkungen** bezeichnet.

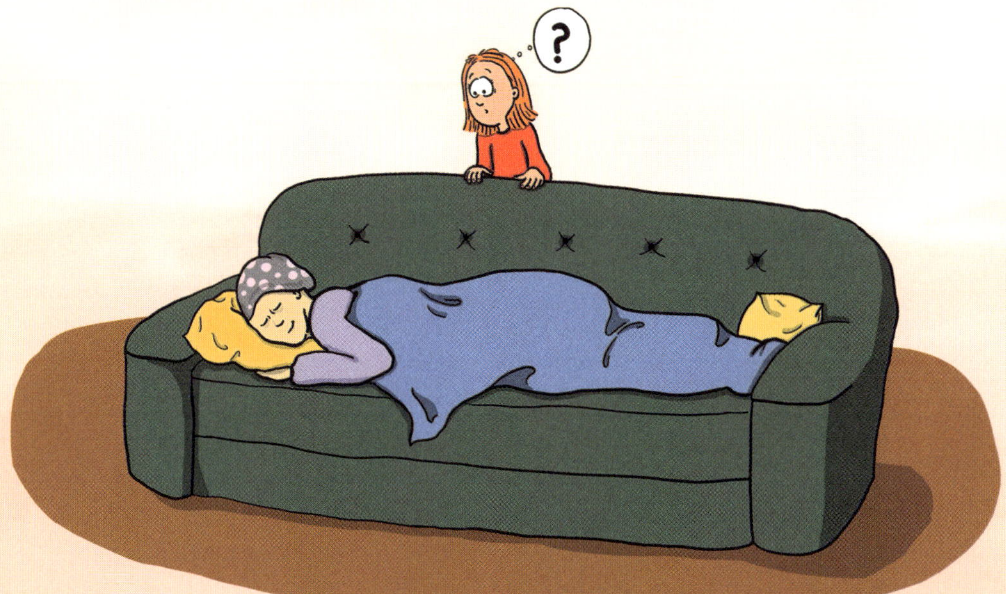

Wie läuft eine Chemotherapie ab?

Chemotherapien werden in verschiedenen Abständen gegeben. Das hat zwei Vorteile: Erstens erwischt man die Krebszellen in verschiedenen Wachstumsphasen und zweitens kann der Körper sich zwischendrin etwas erholen.

Eine Chemotherapie kann entweder in einer Flüssigkeit direkt ins Blut gegeben werden oder der Mensch schluckt Tabletten. Was in bestimmten Situationen besser ist, entscheidet die Ärztin.

Wenn man eine Flüssigkeit – wie hier im Bild – direkt ins Blut laufen lässt, nennt man das eine **Infusion**.

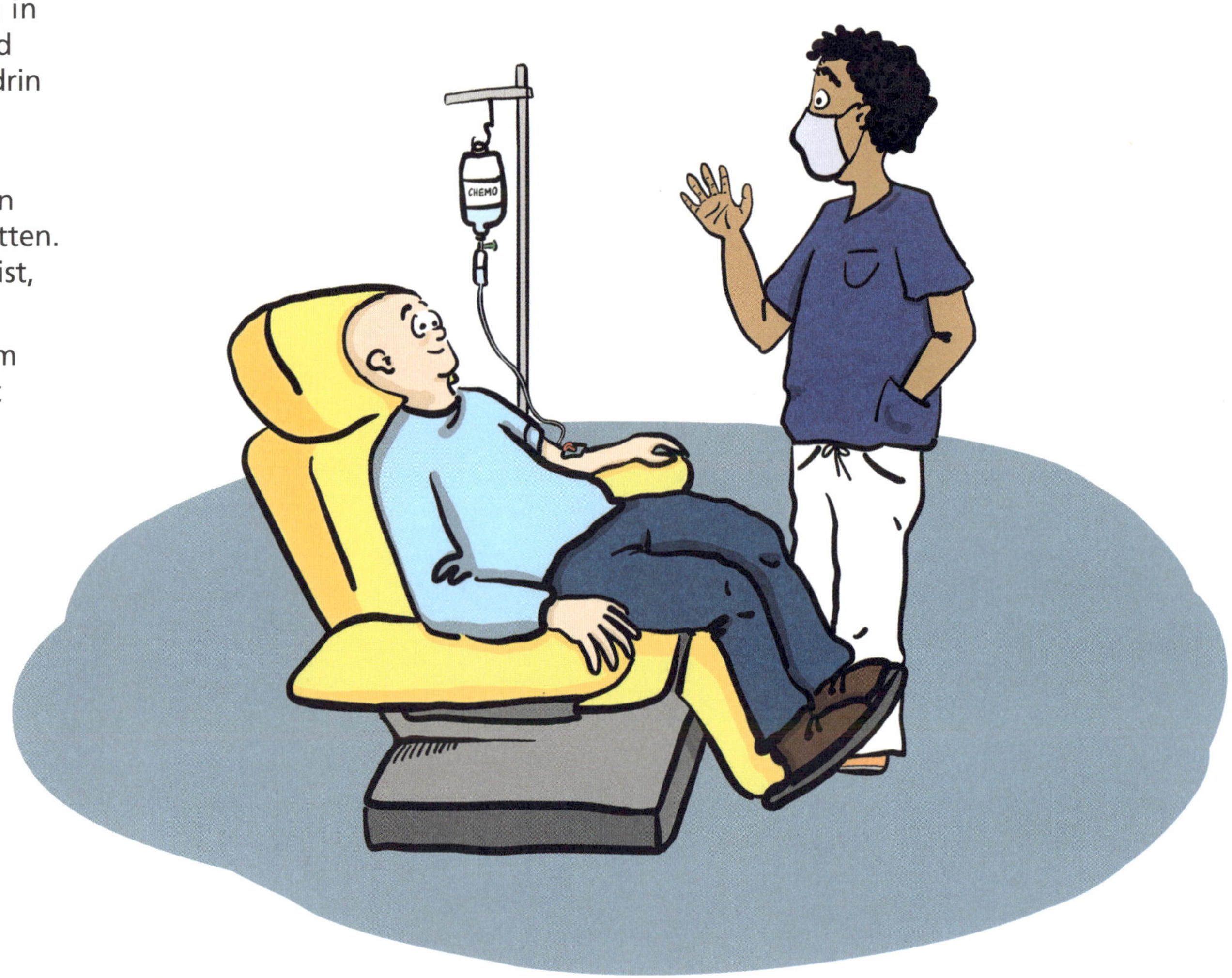

Was ist eine Strahlentherapie?

Die Strahlentherapie benutzt man, um genau an dem Ort, wo der Krebs sitzt oder auch gesessen hat, eine besondere Art von Strahlen zu senden. Zellen, die zum Beispiel bei einer Operation nicht gesehen wurden (sie sind ja so winzig klein), können damit zerstört werden. Die Strahlentherapie wird oft auch eingesetzt, um Schmerzen in den Knochen zu lindern.

Ähnlich wie bei einer Chemotherapie kann die Bestrahlung Übelkeit oder Kopfschmerzen auslösen oder man wird einfach hundemüde. Auf der Haut kann soetwas wie ein Sonnenbrand entstehen. Die Haut ist dann ganz rot und entzündet.

Diese Beschwerden sind Nebenwirkungen der Bestrahlung und gehen nach einiger Zeit wieder weg.

Manchen Menschen geht es aber auch einfach gut mit der Bestrahlung und sie können ganz normal zur Arbeit gehen.

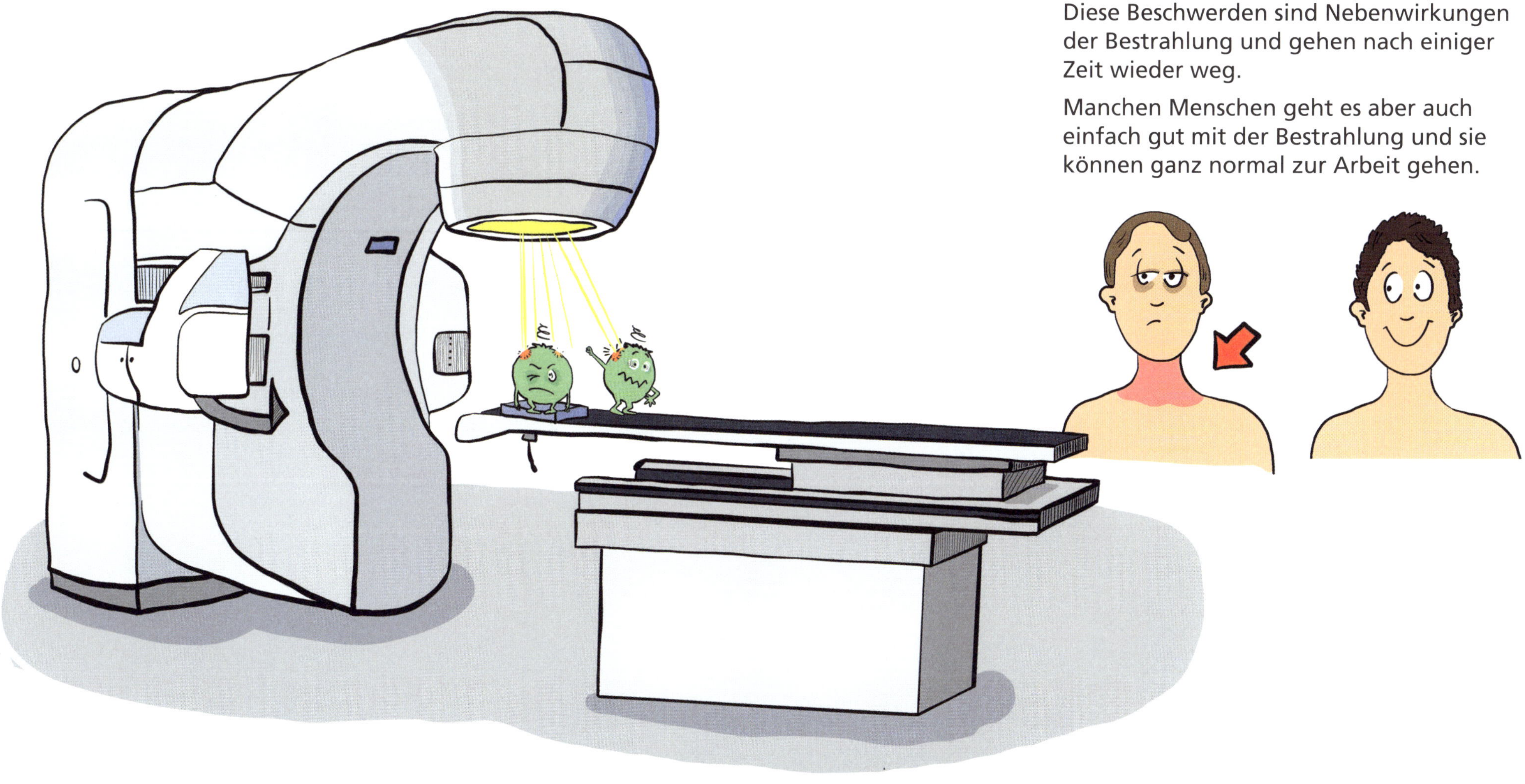

Wie funktioniert eine Immuntherapie?

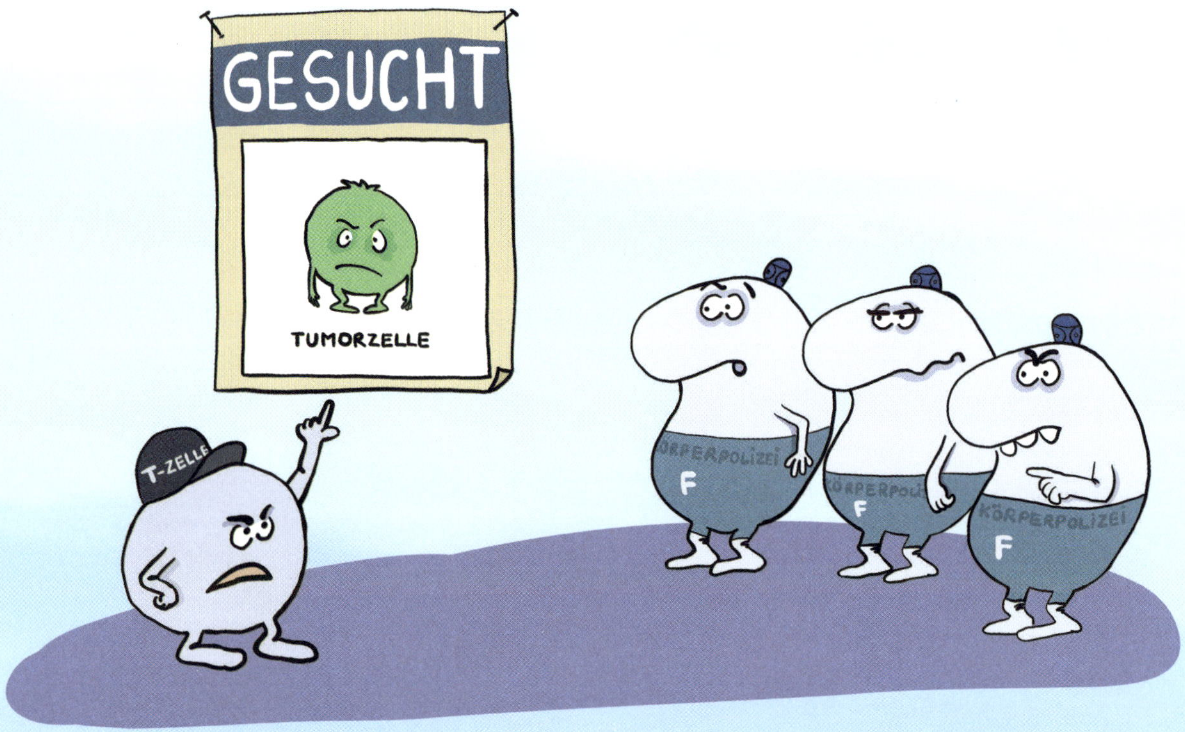

Bei manchen Krebsarten, zum Beispiel Nieren- oder Lungenkrebs, gibt es Medikamente, die ganz gezielt das Immunsystem – also unsere Körperpolizei – unterstützen, damit die Krebszellen gefunden und unschädlich gemacht werden.

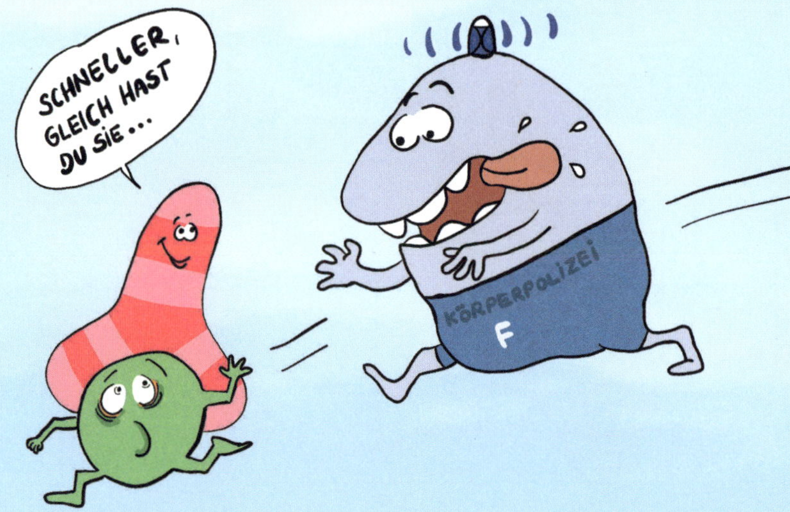

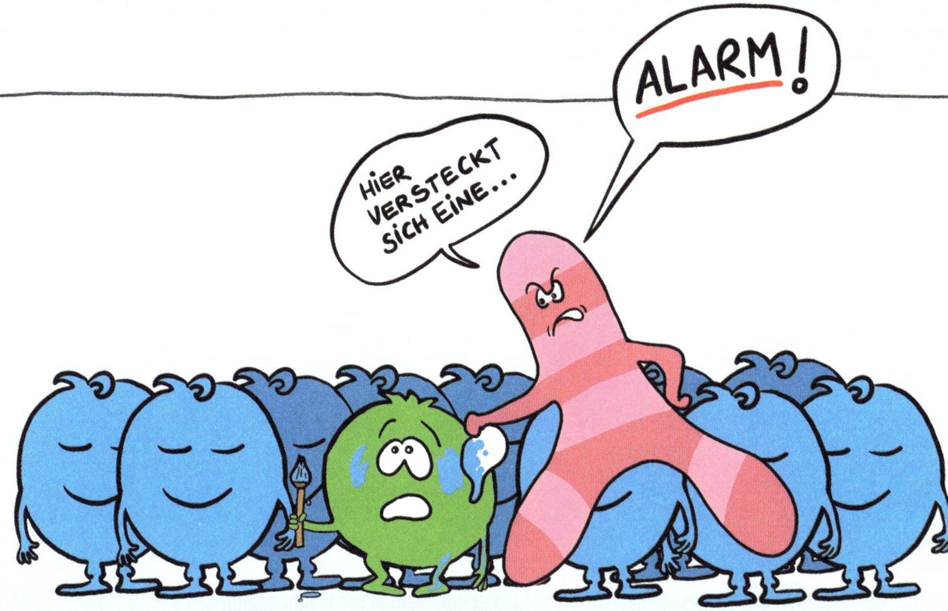
ALARM!
HIER VERSTECKT SICH EINE...

Du hast ja schon schon gelernt, dass sich Krebszellen regelrecht verstecken und verkleiden können, sodass die Körperpolizei sie nicht erkennt. Die Immuntherapie nimmt den Tumorzellen mithilfe von speziellen Antikörpern ihr Kostüm weg und bewirkt so, dass sie von den natürlichen Killerzellen und den Fresszellen als schädlich erkannt und aussortiert werden können.

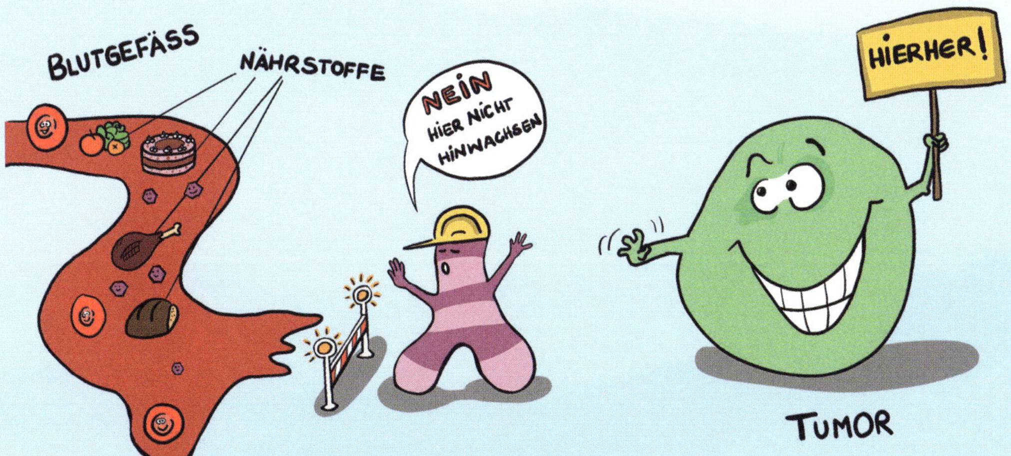
BLUTGEFÄSS
NÄHRSTOFFE
NEIN HIER NICHT HINWACHSEN
HIERHER!
TUMOR

Ein Krebstumor braucht, um zu wachsen, richtig viel Energie und die bekommt er durch Nährstoffe über das Blut. Manche Antikörper können verhindern, dass neue Blutgefäße zum Tumor hinwachsen und der Tumor sich vollfuttern kann (zum Beispiel mit Zucker).

Was ist eine Hormontherapie?

Weißt du schon, was Hormone sind?

Hormone sind Botenstoffe, die für viele Vorgänge im Körper gebraucht werden. Hormone bringen also sehr wichtige Informationen von einer Stelle im Körper zur anderen, damit im Körper alles richtig funktionieren kann. Wenn in bestimmten Organen Krebs entsteht, können Hormone dort das Wachstum von Krebszellen fördern. Sie sind für die Krebszellen wie eine superleckere Mahlzeit. Krebstumore, die durch Hormone wachsen können, nennt man deshalb hormonabhängige Tumore. Toll ist, dass es schon seit längerer Zeit Medikamente gibt, die verhindern können, dass Hormone dem Krebs helfen: Sie heißen **Antihormone**.

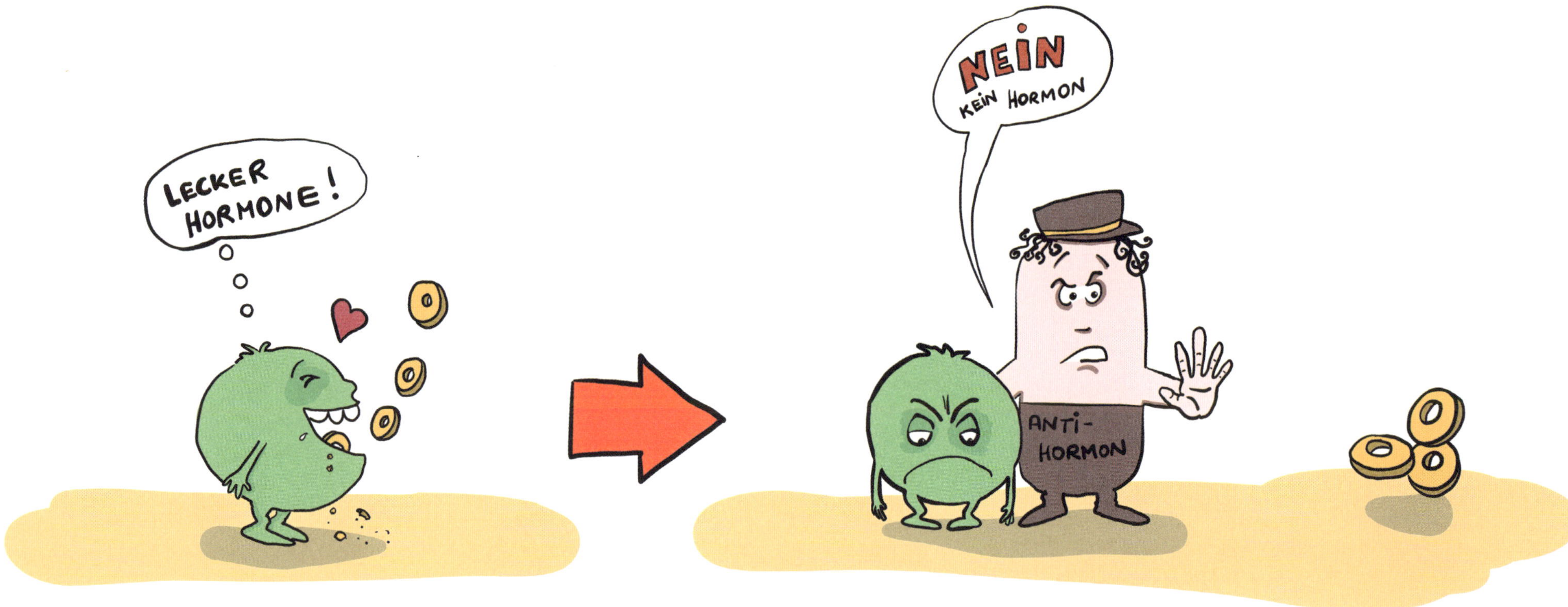

Was ist eine Stammzellentransplantation?

Du hast vielleicht schon mal das Wort Organspende gehört. Bei einer Organspende gibt ein Mensch ein gesundes Organ, beispielsweise eine Niere, einem anderen Menschen, dessen Niere so krank ist, dass sie nicht mehr richtig arbeiten kann. Aber nicht nur Organe kann man spenden, sondern auch Blutzellen. Die häufigste Transplantation in der Krebstherapie ist die Transplantation von Stammzellen aus dem Blut oder aus dem Knochenmark (Knochenmarkstransplantation).

Hat ein Mensch beispielsweise Blutkrebs und die Chemotherapie wirkt nicht ausreichend, kann man diesem Menschen Stammzellen von einem anderen, gesunden Menschen geben. Aus diesen Stammzellen können dann neue gesunde Blutzellen werden.

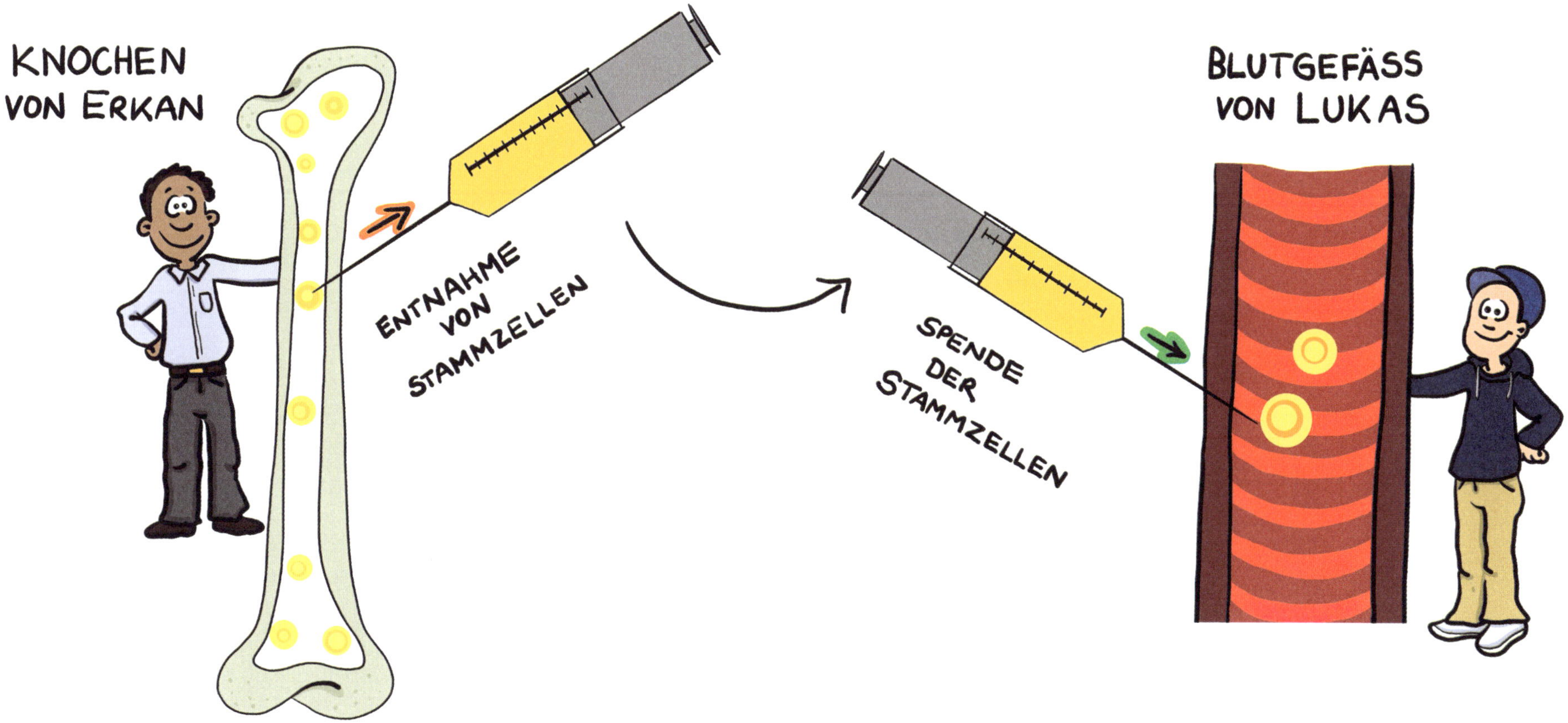

Welche unterstützenden Therapien gibt es?

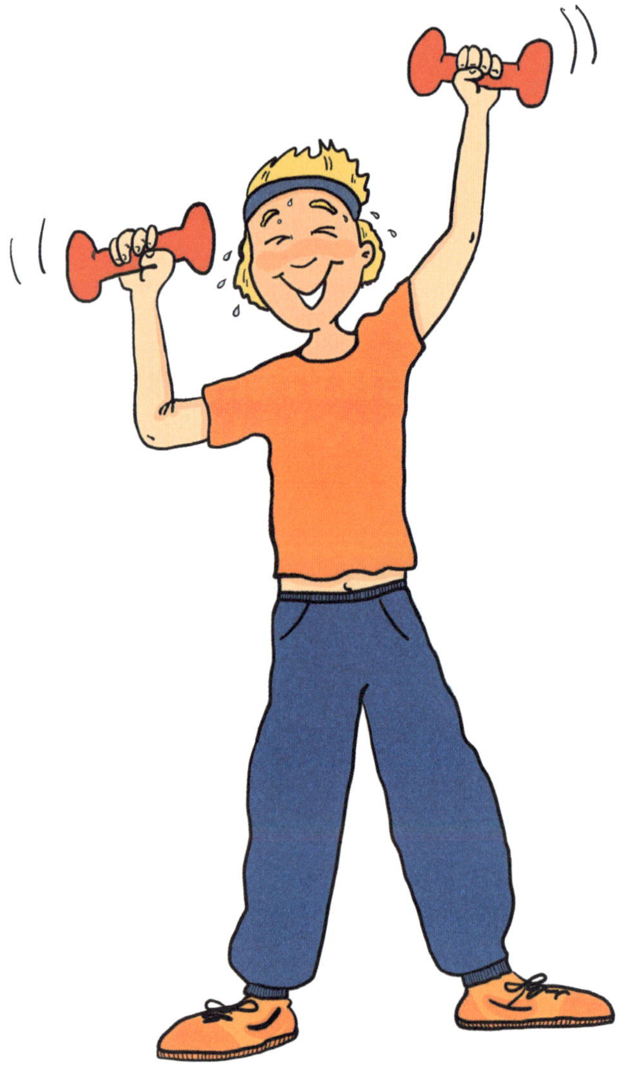

Wichtige unterstützende Behandlungen sind beispielsweise die **Sporttherapie**, die **Ernährungsberatung** und die **Psychoonkologie**.

Regelmäßige Bewegung und auch gesunde Ernährung helfen dem Körper, wieder fit zu werden! An Krebs erkrankte Menschen können daher Unterstützung von Sporttherapeuten und Ernährungsberatern bekommen.

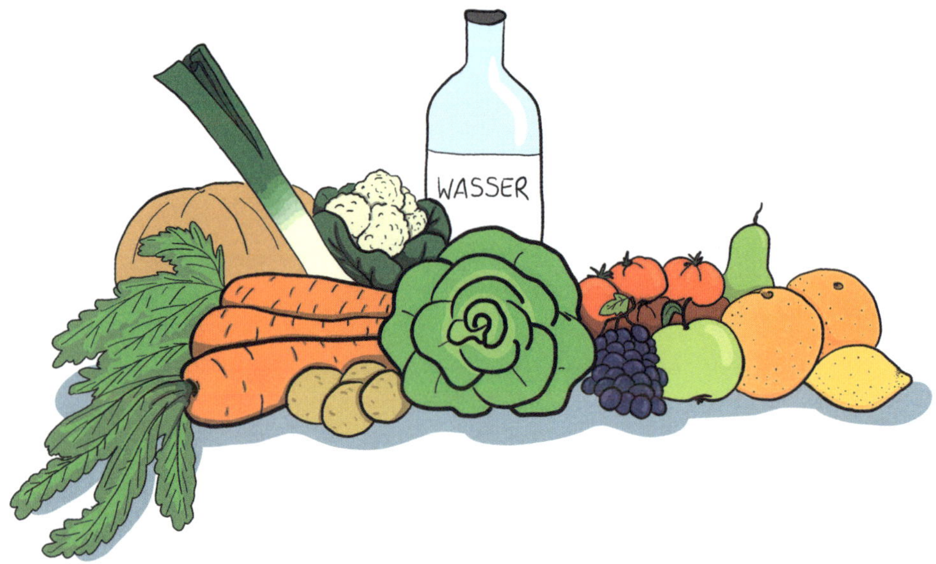

Sporttherapie und Ernährungsberatung sind wahrscheinlich leicht zu verstehen. Aber was in aller Welt ist denn Psychoonkologie? Psychoonkologinnen sind für Menschen da, die an Krebs erkrankt sind. Sie hören zu und beantworten Fragen, die Menschen in einer solchen Situation ganz arg beschäftigen.

Manche Menschen sagen zum Beispiel so etwas wie: „Die Gedanken in meinem Kopf sind ein großes Durcheinander. Können Sie das mit mir mal richtig sortieren? Was ist denn jetzt wichtig für mich?“

Und auch Kinder haben ja viele Fragen, die sie nicht so gerne mit ihren Eltern besprechen möchten, um diese nicht zu belasten. Und manchmal möchten sie auch wissen, was sie tun können, um nicht so traurig oder so unkonzentriert zu sein.

Wichtig

In unserer Zauber-Trickkiste findest du ein paar von den Tricks, die auch dir helfen können, wenn es dir mal nicht so gut geht. Vielleicht kannst du nicht schlafen, weil dir so viele Gedanken im Kopf rumschwirren, oder du einfach traurig oder wütend bist?

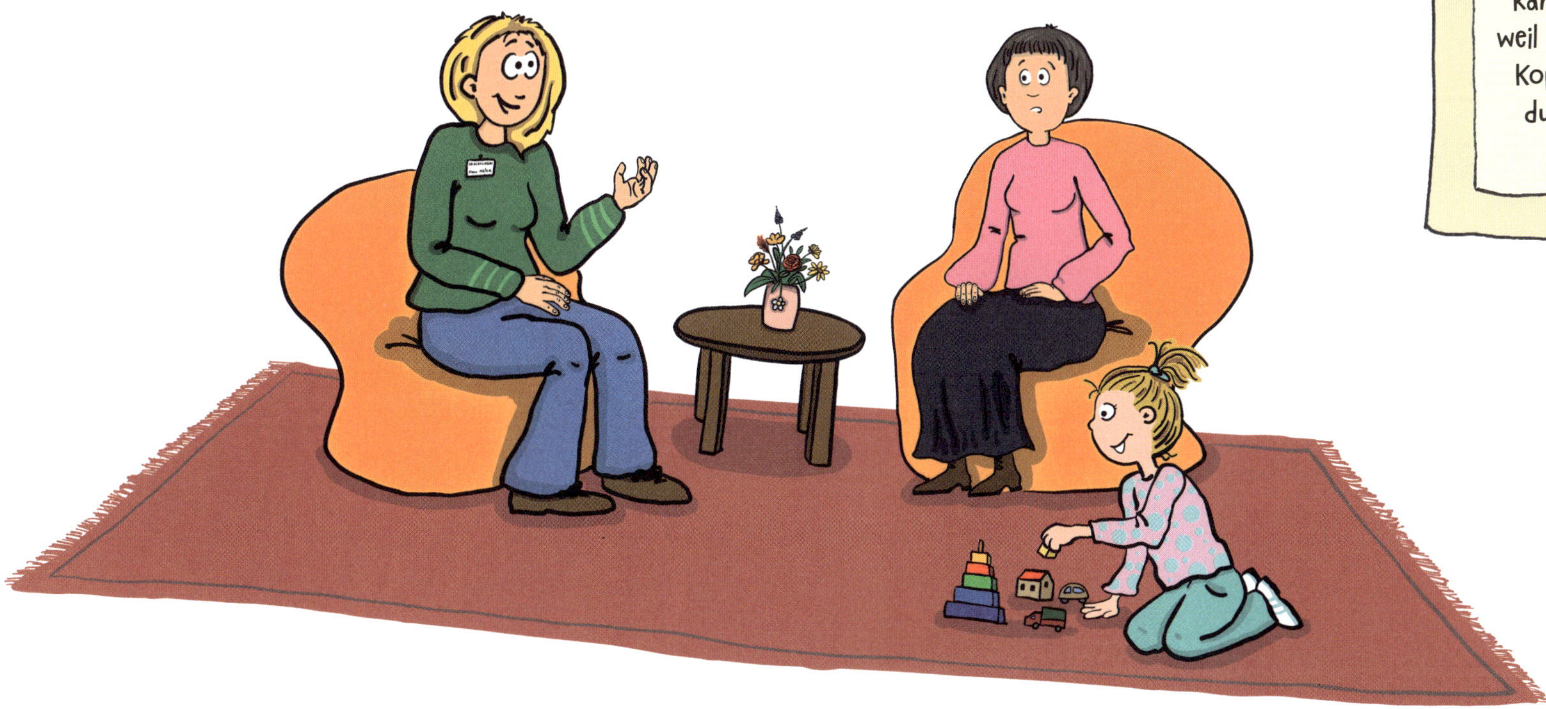

Wie lange dauert eine Krebsbehandlung?

Das ist wirklich eine wichtige Frage!

Es ist schon ganz schön anstrengend, wenn der ganze Alltag auf dem Kopf steht und wenn man nicht weiß, ob es zum Beispiel mit dem Sommerurlaub wirklich klappt.

Um ganz direkt zu antworten: Manche Menschen oder auch Tiere sind direkt nach der Krebsoperation fast wieder gesund.

Bei einigen Krebserkrankungen braucht es aber Wochen, Monate und manchmal auch Jahre, bis der Mensch wieder richtig gesund ist.

Es gibt aber auch Krebserkrankungen, bei denen selbst die erfahrensten Ärztinnen sagen, dass man sie nicht heilen kann.

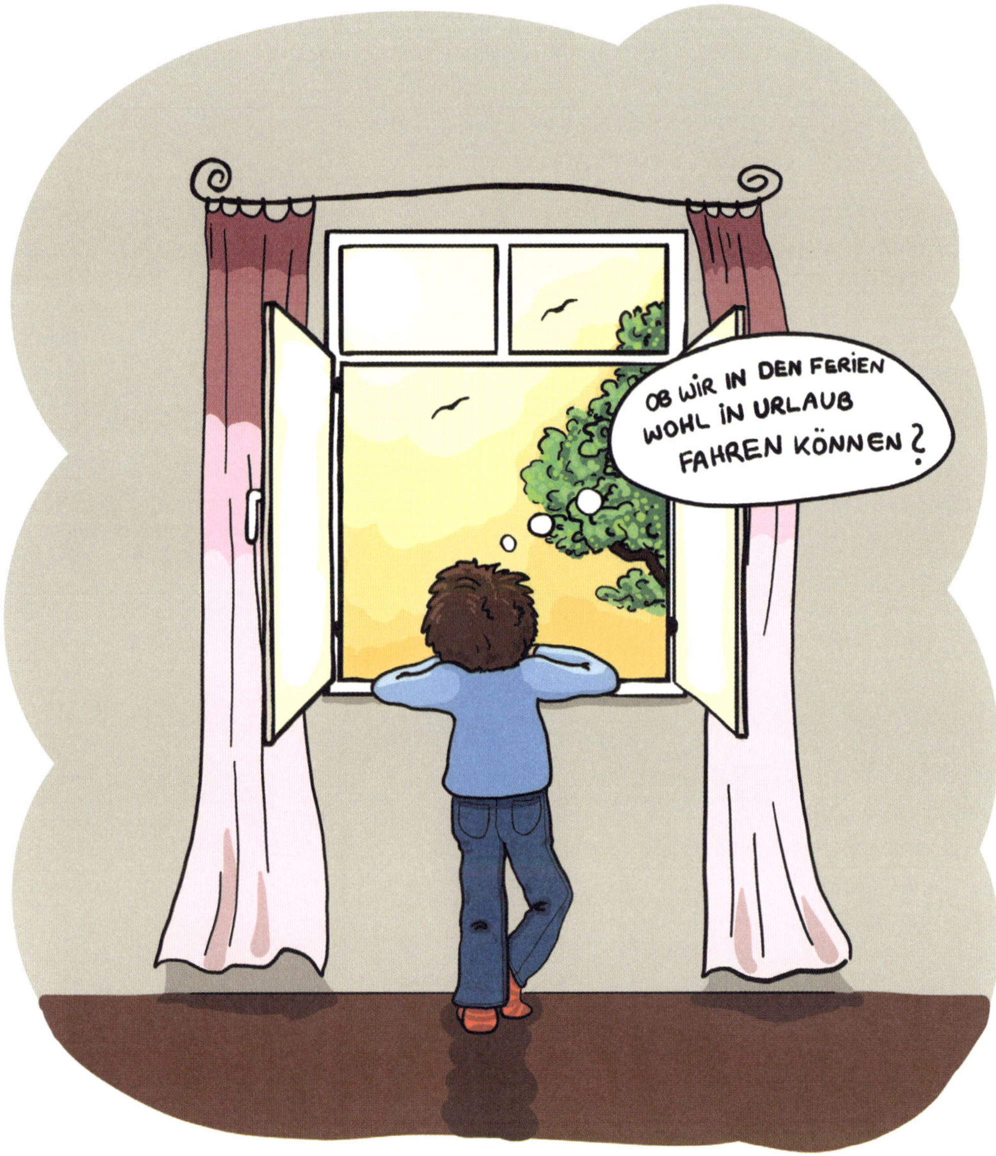
OB WIR IN DEN FERIEN WOHL IN URLAUB FAHREN KÖNNEN?

Was ist ein medizinischer Notfall?

Bei einem Notfall geht es einem Menschen in deiner Umgebung gesundheitlich ganz arg schlecht. Er braucht dann sofort Hilfe von einem Arzt. In einer solchen Situation ruft man **die Notrufzentrale mit der Nummer 112** an. Du kannst einen Erwachsenen bitten, das zu tun. Wenn kein Erwachsener in der Nähe ist, kannst du das aber auch selbst machen. Wichtig ist: Der Mensch, der sich in der Notrufzentrale meldet, stellt **3 W-Fragen**:

Wo bist du gerade?

Was ist passiert?

Wer ruft an / Wie heißt du?

Warte auf Fragen vom Rettungsdienst – nicht auflegen!!!

Hilfe ist dann auf dem Weg!

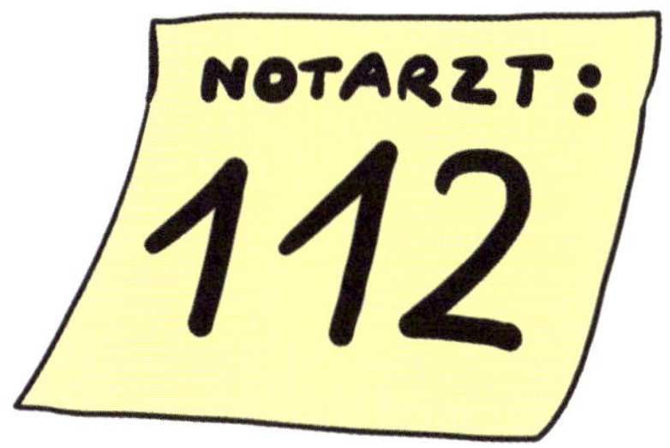

Wichtig

Es kann Spaß machen, solch ein Notfalltelefongespräch mit Freunden oder auch in der Familie zu üben. Man fühlt sich nach dem Üben auch sicherer.

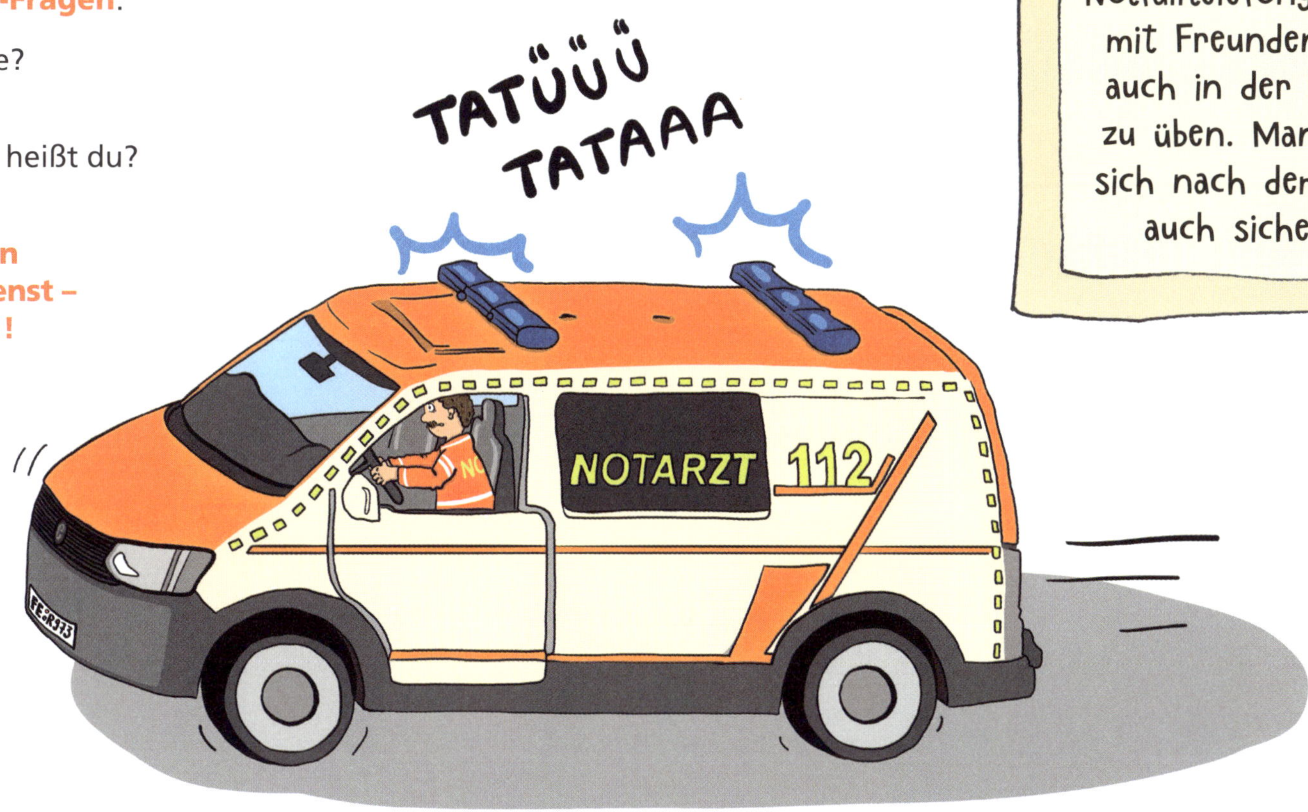

Was passiert bei einem Krampfanfall im Gehirn?

Krampfanfall im Gehirn: Oft ein Notfall!

Wenn ein Mensch einen Tumor im Kopf hat, kann es passieren, dass er einen Krampfanfall bekommt. Man nennt diesen Anfall auch **epileptischen Anfall**. Was ist das denn genau?

Das Gehirn besteht wie unser ganzer Körper auch aus Zellen. Sie heißen Nervenzellen und Gliazellen. Die Gliazellen unterstützen die Arbeit der Nervenzellen.

Die Nervenzellen sind mit anderen Nervenzellen eng verbunden und bilden ein riesiges Netz, ähnlich wie bei einem Fußballtor. Sie transportieren ganz viele Informationen in unserem Kopf in rasender Geschwindigkeit.

Bei einem Krampfanfall spielen die Nervenzellen total verrückt. Sie geben ganz unterschiedliche Befehle an unseren Körper. Die eine Zelle sagt beispielsweise: „Heb deinen Arm", die andere sagt: „Streck deinen Arm nach hinten", und wieder eine andere sagt: „Streck die Hand über den Kopf." Das alles passiert gleichzeitig! Das Ergebnis ist dann, dass Arme oder Beine wild herumzucken und der Mensch manchmal hinfällt und sich dabei wehtun kann.

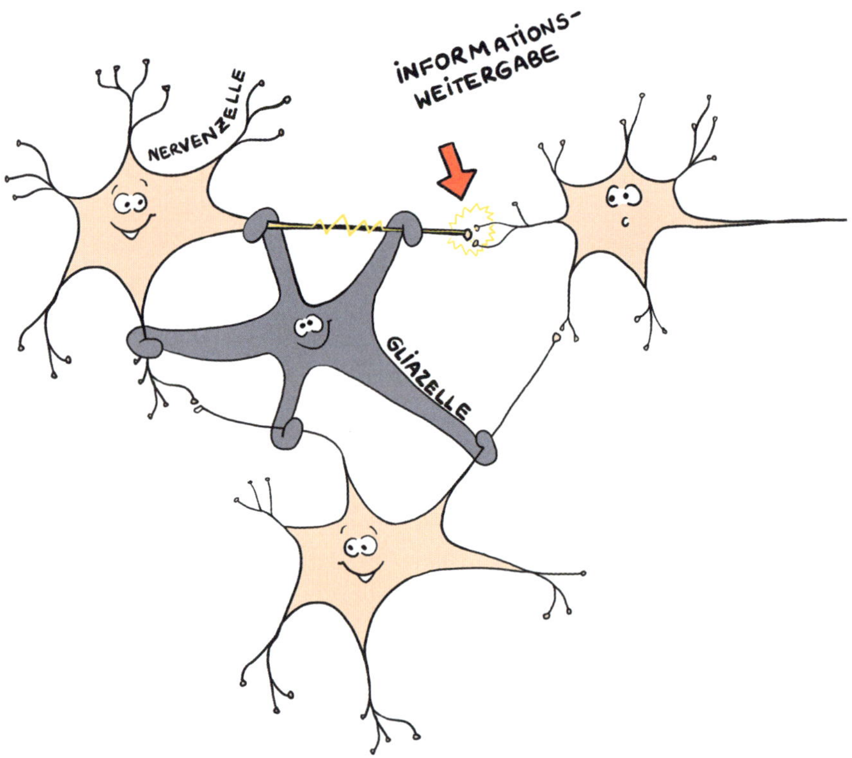

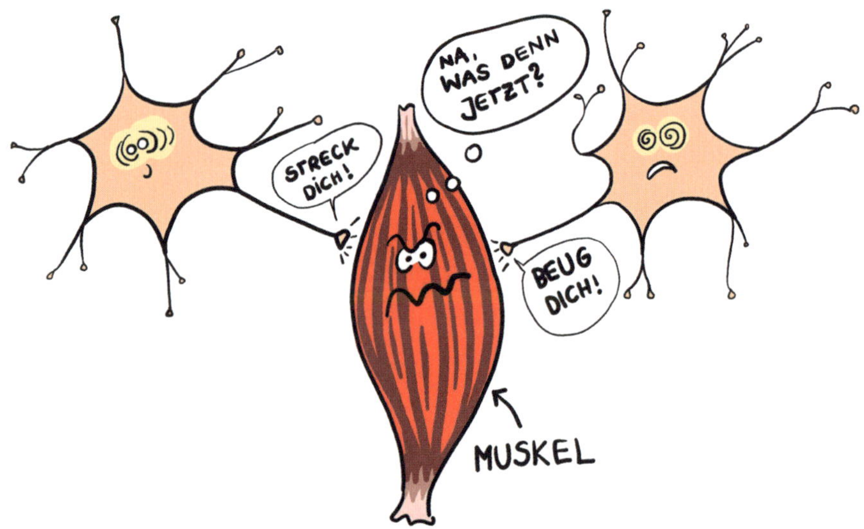

Was sind Metastasen?

Manchmal kommt es vor, dass Krebszellen von dem Ort, wo sie zuerst gewachsen sind, wegwandern in ein anderes Organ. Für ihre Wanderschaft nutzen sie oft das Lymphsystem (das Lymphsystem ist auf den nächsten beiden Seiten erklärt) oder das Blut. Auf diese Weise können die Krebszellen sich im Körper verteilen und machen dort, wo sie ankommen, einen neuen Krebsknubbel. Solche neuen Tumore in anderen Körperbereichen nennt man dann Metastasen.

Tumorzellen wandern häufig in Körperbereiche (Organe), die über das Lymphsystem gut zu erreichen sind. Neben den Lymphknoten sind das die Knochen, die Leber, die Lunge und das Gehirn.

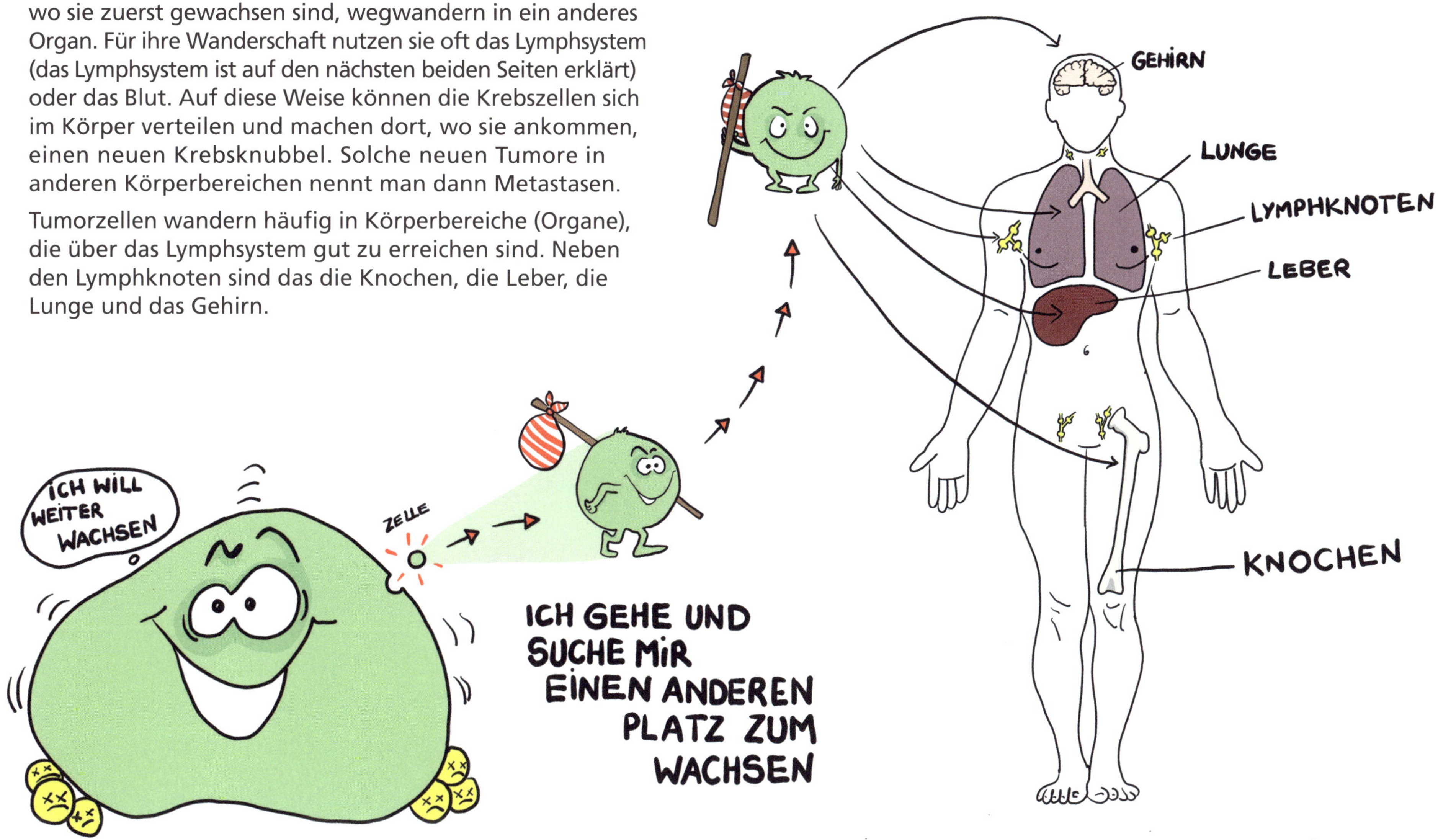

Das Lymphsystem, was ist das?

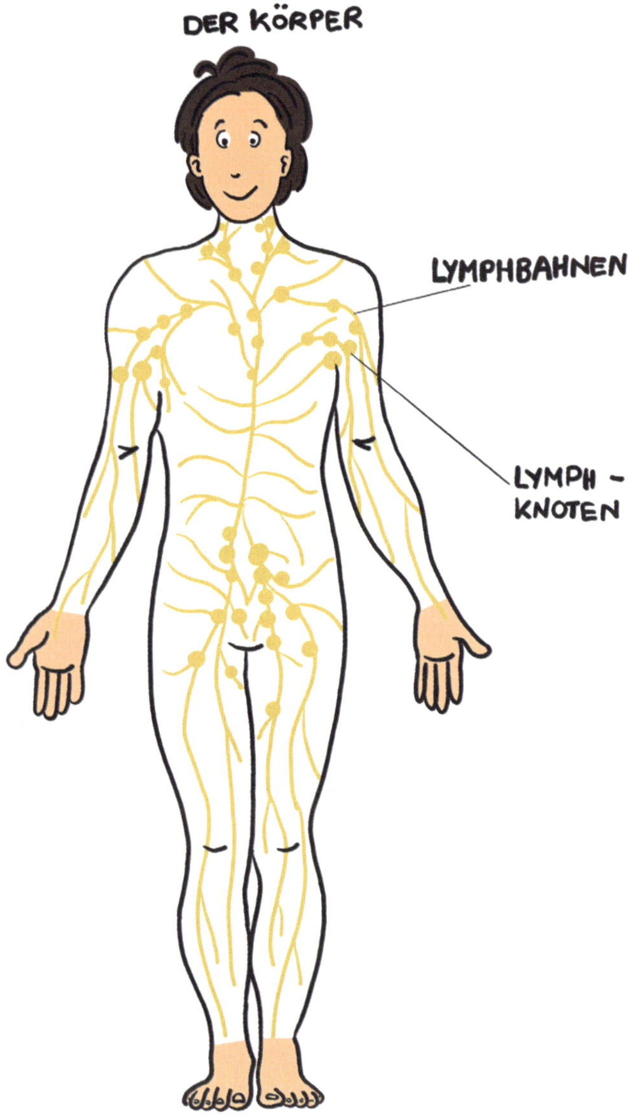

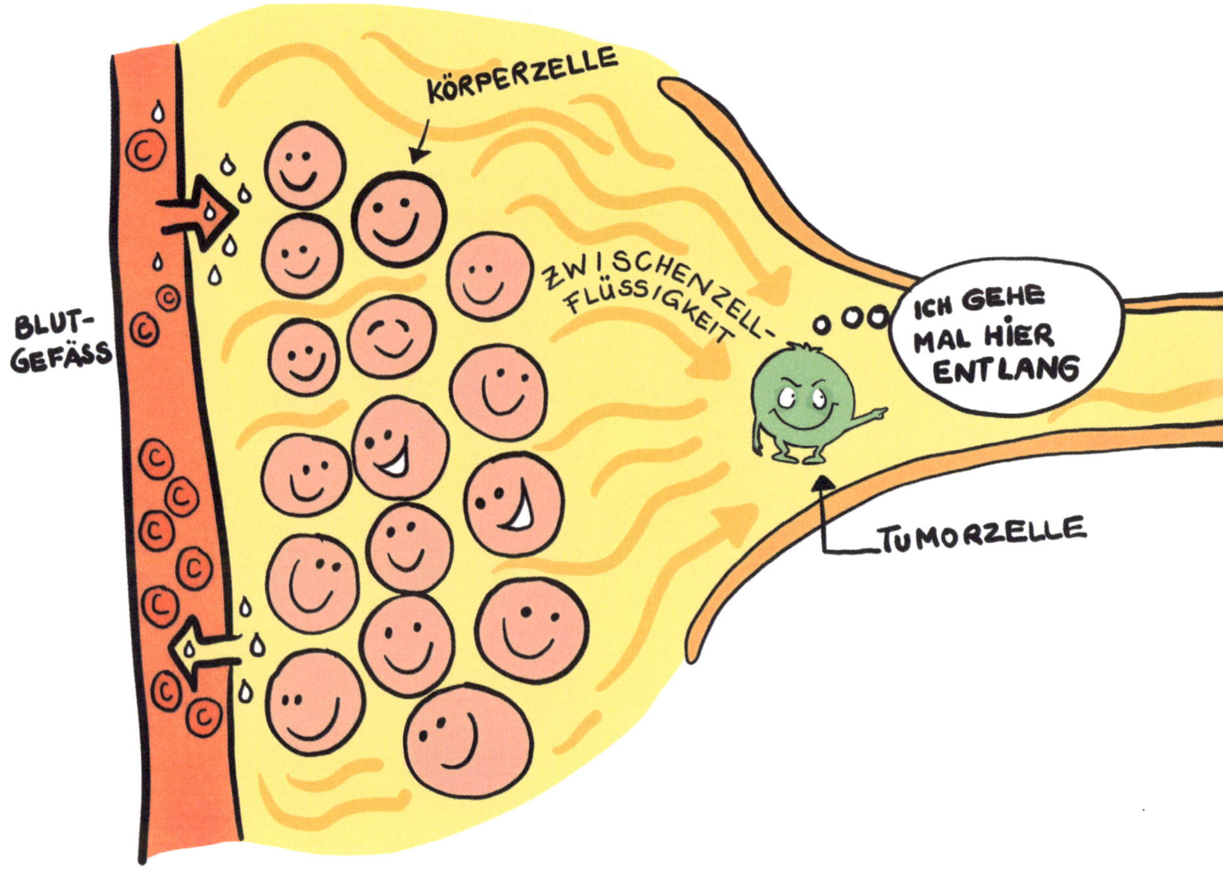

Das Lymphsystem ist so eine Art Abwasserkanal im Körper.

Das „Abwasser" ist die Flüssigkeit aus dem Raum zwischen den Körperzellen, sie wird auch Lymphe genannt. Eigentlich kommt sie aus dem Blut und wird auch dahin zurückgeleitet.

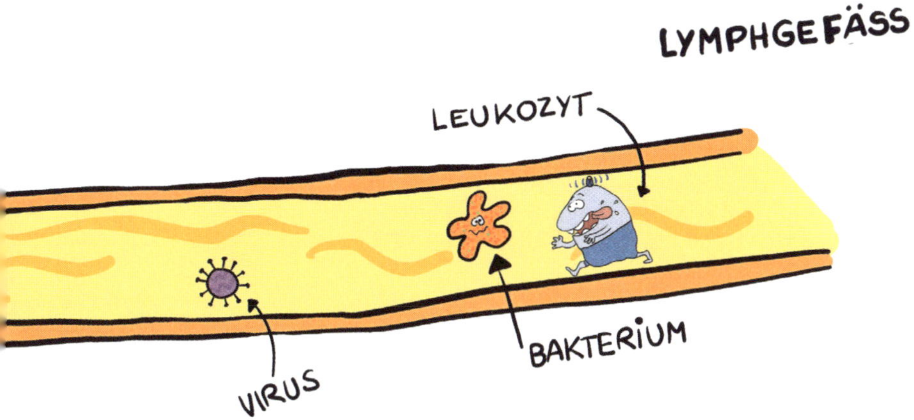

Die Rohre des Abwasserkanals heißen Lymphbahnen oder Lymphgefäße. Zellen der Körperpolizei kontrollieren die Lymphe und alles, was darin schwimmt.

Die Lymphknoten funktionieren so ähnlich wie Polizeistationen: Hier gibt es viele verschiedene Leukozyten, die gut aufpassen müssen. Wenn das nicht gelingt, können Metastasen entstehen. Daher werden die Lymphknoten rund um einen Krebsknubbel von den Ärzten auch besonders genau kontrolliert und oft bei einer Operation mit entfernt.

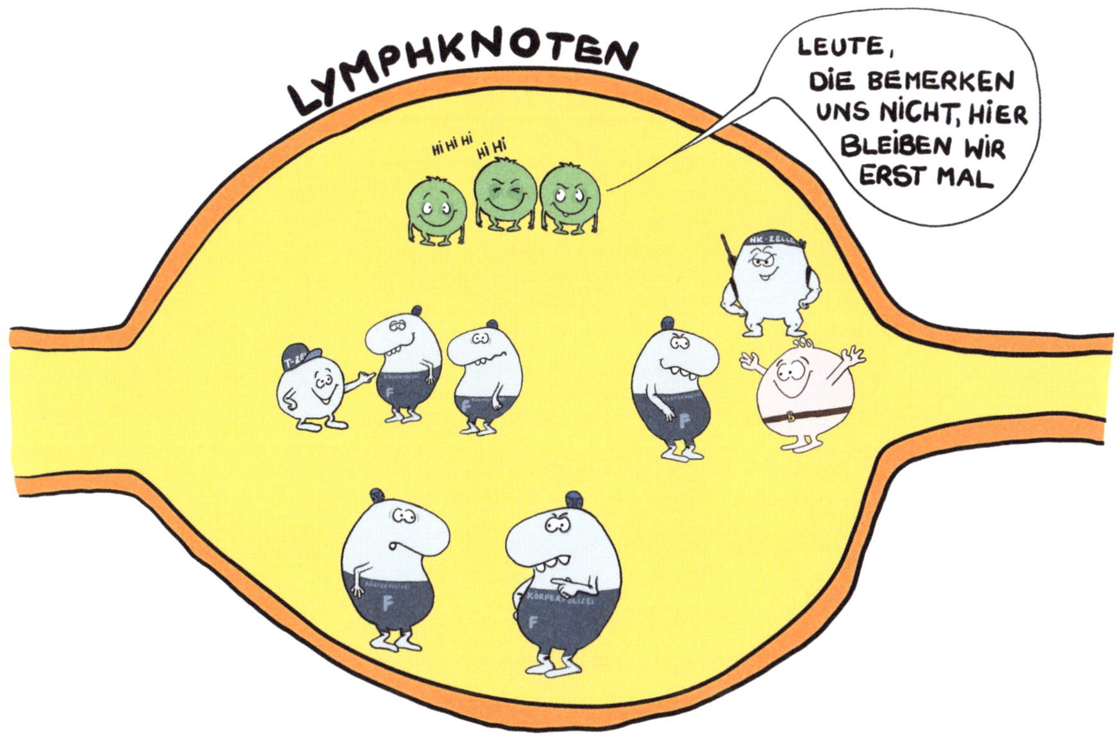

Kann man an Krebs sterben?

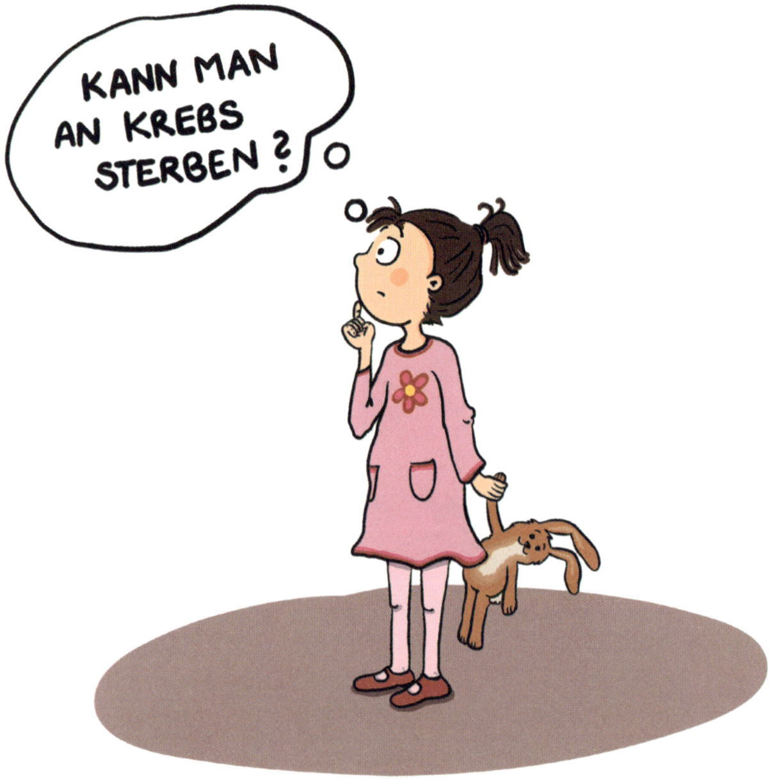

Was meinst du? Was weißt du schon darüber?

Ja, leider! Es kann wirklich passieren, dass man an der Krebserkrankung stirbt. **Die gute Nachricht:** Heute können mehr als die Hälfte der an Krebs erkrankten Menschen geheilt werden. Trotzdem haben viele Menschen ganz heftig Angst, an der Krankheit zu sterben.

Es ist so: Alles was lebt, muss irgendwann sterben, auch ohne krank zu sein.

Aber warum kann man überhaupt an Krebs sterben?

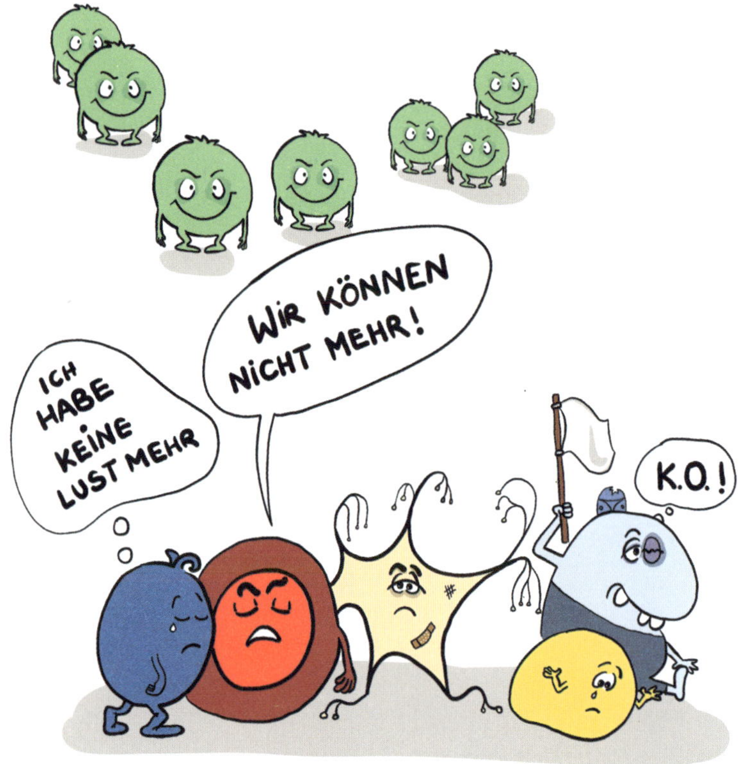

Die ganz direkte Antwort: Krebszellen brauchen, um zu wachsen, Energie. Diese Energie nehmen sie den anderen wichtigen Zellen und Organen im Körper weg. Die können ihre Aufgaben dann einfach nicht mehr erfüllen. Zum Beispiel kann die Lunge nicht mehr richtig atmen, wenn zu viele Krebszellen in ihr drin sind. Der Körper wird dadurch immer schwächer und irgendwann kann er nicht mehr weiter leben.

Was bedeutet eigentlich „tot sein"?

Der Tod ist für die allermeisten Menschen etwas sehr, sehr Schwieriges und Trauriges, weil der Körper dann nicht mehr auf unserer Erde lebt. Man kann sich ja schon fragen, warum alles, was lebt, also auch wir Menschen und Tiere, überhaupt sterben müssen? Fällt dir dazu ein Grund ein? Was Menschen über das Sterben und den Tod denken, hat ganz viel damit zu tun, in welchem Land sie aufgewachsen sind, was sie so im Leben gelernt haben und welche Religion sie haben.

Hast du auch eine Vorstellung vom Tod?

Wenn du möchtest, nimm dir ein Blatt Papier und male oder schreibe deine Vorstellung auf.

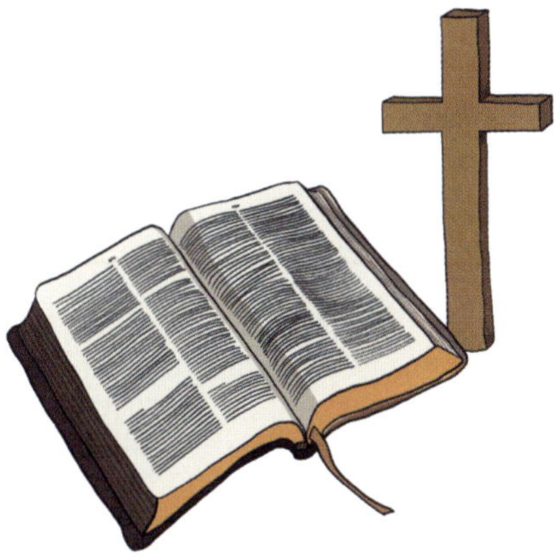

Hier in Deutschland gibt es viele **Christen**. Christen glauben, dass Menschen, die gestorben sind, Gott begegnen und Körper, Geist und Seele wieder miteinander verbunden sind.

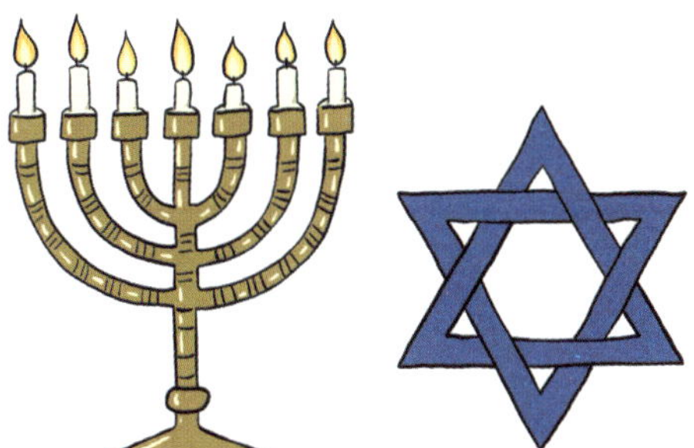

Menschen mit **jüdischem Glauben** sind auch davon überzeugt, dass die Seele nach dem Tod zu Gott aufsteigt und dort bleibt.

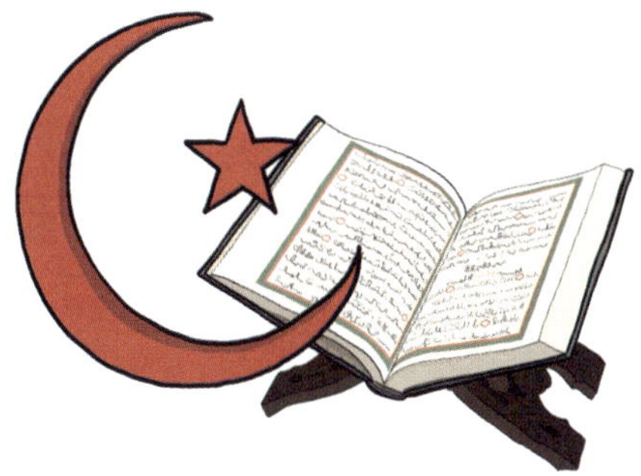

Menschen mit **muslimischem Glauben** sind der Auffassung, dass nur der Körper stirbt, aber nicht die Seele. Die lebt weiter und begegnet am Tag der Auferstehung Allah. Das ist also gar nicht so unterschiedlich zum Glauben der Christen.

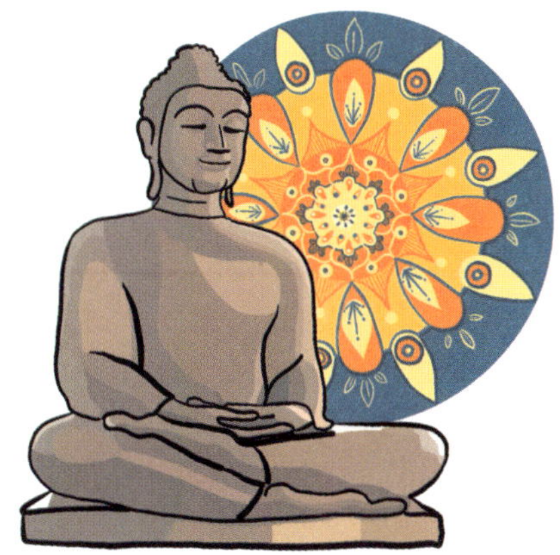

Menschen mit **buddhistischem Glauben** haben die Vorstellung, dass Menschen wiedergeboren werden. Der Geist des Menschen bekommt immer wieder einen neuen Körper. Der Tod ist also für Buddhisten ein Neubeginn.

Ist Sterben das Gleiche wie tot sein?

Was meinst du, ist das das Gleiche oder doch verschieden?

Sterben kann man vielleicht am besten als einen Weg beschreiben.

Lange Zeit im Leben ist ein Körper springlebendig, beweglich und voller Kraft.

Je älter ein Körper wird, desto schwächer wird er. Irgendwann beginnt der Mensch zu sterben. Er kann dann nicht mehr von alleine aufstehen und will oft auch nicht mehr viel sprechen. Er wird immer, immer müder. Das Herz pumpt dann nicht mehr so kräftig, Hunger und Durst lassen nach und irgendwann hört der Mensch einfach auf zu atmen.

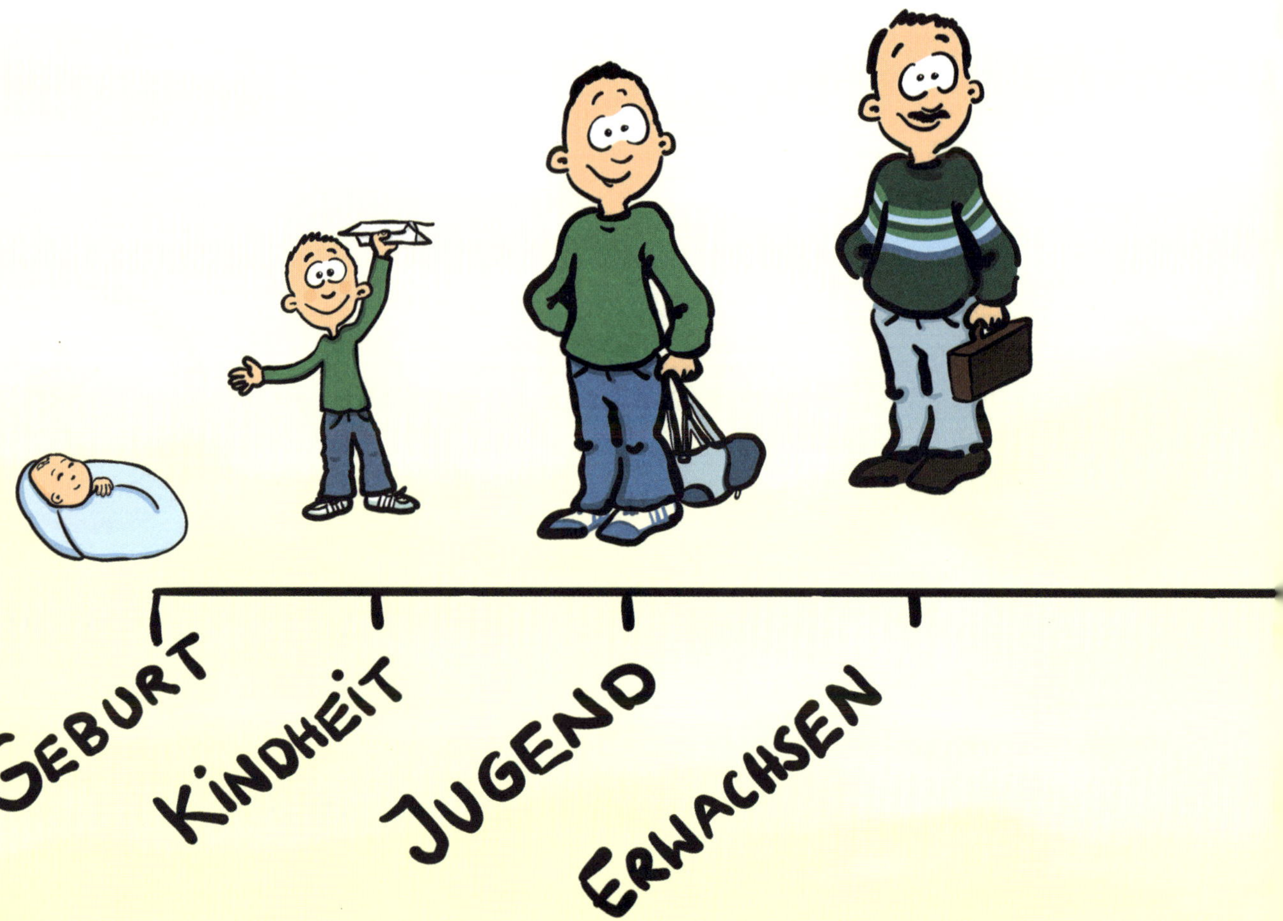

Der Weg des Sterbens, man sagt auch **Sterbeprozess**, endet also irgendwann im Tod.

Ein Sterbeprozess kann natürlich auch bei schweren Erkrankungen oder nach einem Unfall, bei dem lebenswichtige Organe verletzt wurden, eintreten.

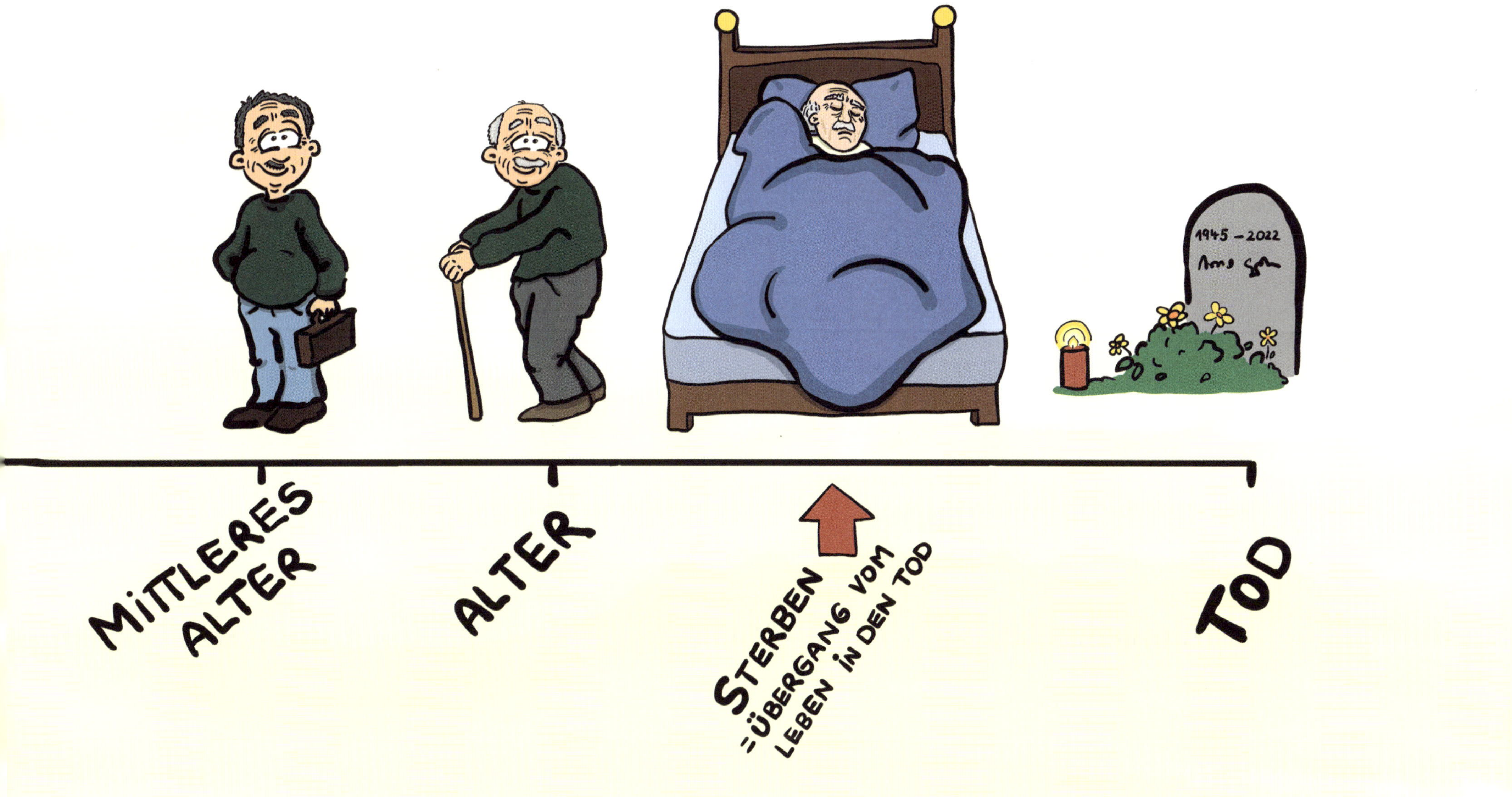
1945 – 2022
MITTLERES ALTER
ALTER
STERBEN
= ÜBERGANG VOM LEBEN IN DEN TOD
TOD

Was passiert mit einem toten Körper?

Wenn ein Mensch gestorben ist, wird der Körper an einen Ort gebracht, den man Bestattungs- oder Beerdigungsinstitut nennt. Der Körper wird dort gewaschen und schön angezogen. Der verstorbene Mensch kann dann auch noch besucht werden und man kann sich von ihm verabschieden.

Es wird besprochen, wie, wann und wo die Bestattung sein wird. Die Bestattung von Menschen kann je nach Glauben sehr unterschiedlich sein. In unserem Land werden Menschen meist auf einem Friedhof in der Erde beerdigt. Man kann sich aussuchen, ob der ganze Körper in einem Sarg beerdigt wird oder nach dem Tod verbrannt wird. Dass nennt man auch **einäschern**. Die Asche wird dann in einem Gefäß, das man Urne nennt, im Erdgrab begraben. Manche Menschen möchten gerne, dass ihre Urne nicht auf dem Friedhof, sondern im Wald unter einem Baum beerdigt wird. Solche Orte im Wald nennt man **Friedwald**. Ein kleines Schild am Baum kennzeichnet dann das Grab.

Wie man bestattet werden möchte, kann man vorher aufschreiben. Man kann auch aufschreiben, wer bei der Beerdigung etwas sagen soll oder welche Lieder gespielt oder gesungen werden sollen. Oft treffen sich die Menschen nach der Beerdigung zu einem gemeinsamen Essen. Manchmal geht es dort auch sehr lustig zu. Man erinnert sich einfach an witzige und schöne Dinge, die derjenige, der gestorben ist, früher gemacht oder gesagt hat.

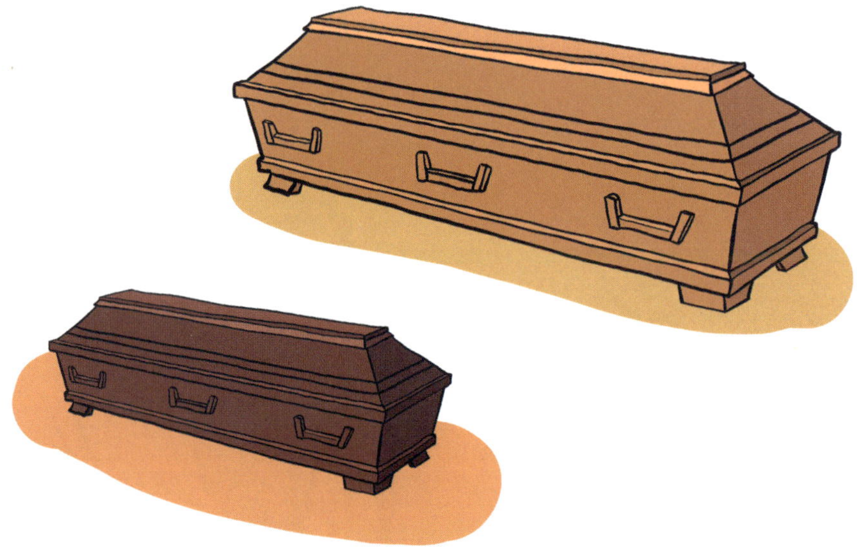

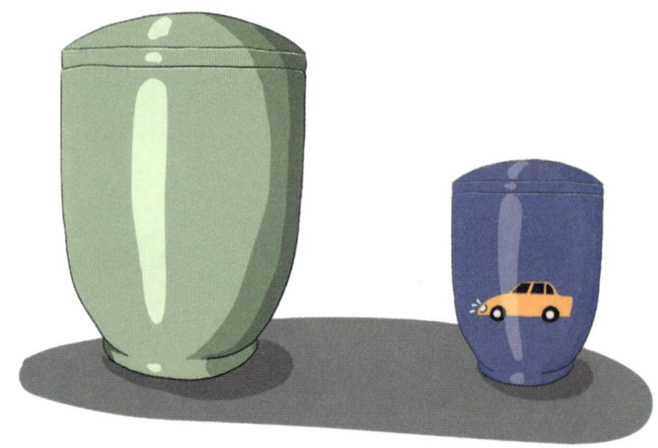

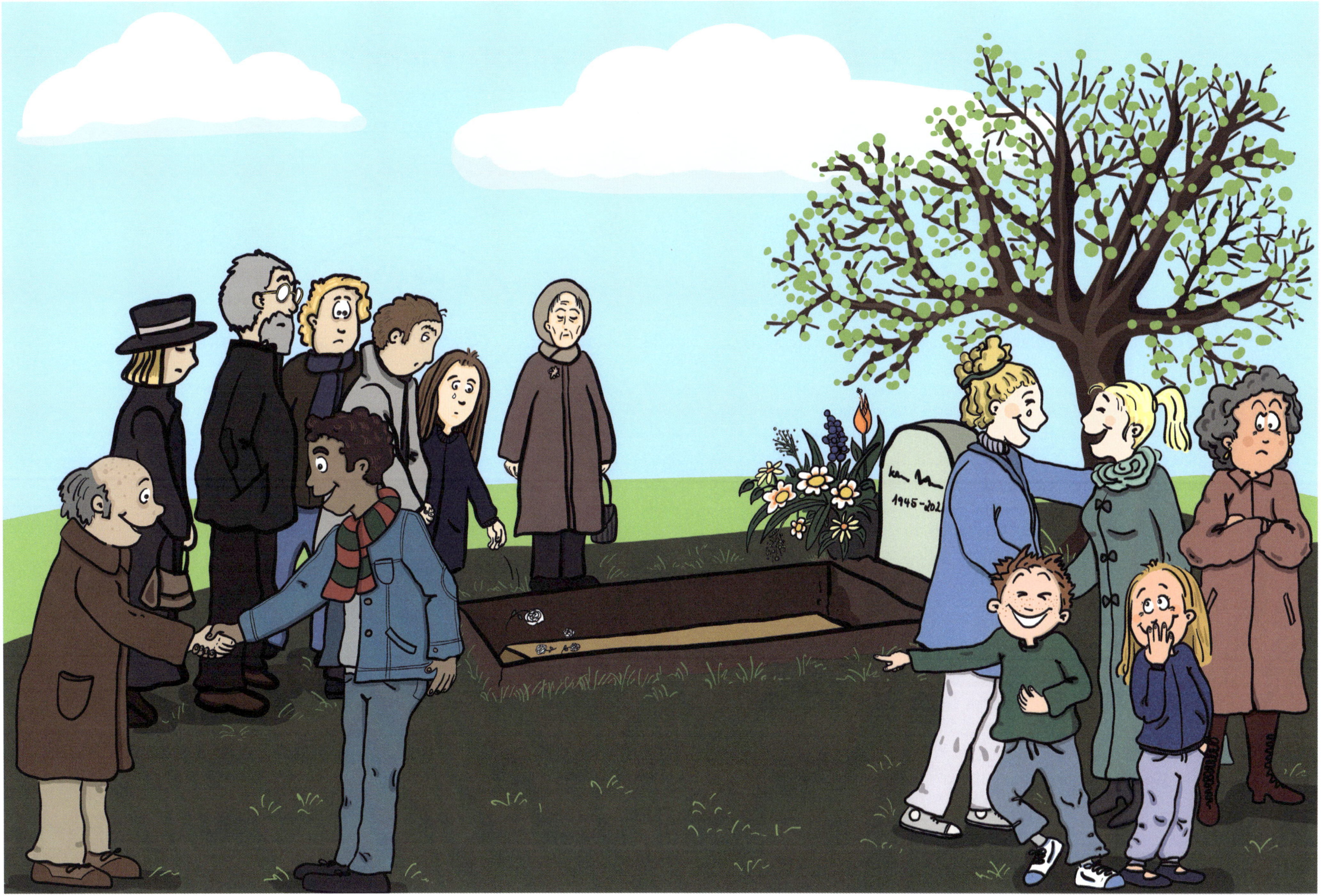
1945-202

Was ist eigentlich Trauer oder traurig sein?

Trauer ist wie Wut ein sehr kräftiges Gefühl, das alle anderen Gefühle überdecken kann. Du kennst das Gefühl vielleicht schon ein bisschen. Man kann traurig sein, wenn eine Freundin in eine andere Stadt zieht. Man kann auch traurig sein, wenn man an eine andere Schule wechselt oder wenn jemand einen übel geärgert hat. Dieses Traurigsein hält meist ein paar Stunden oder Tage an und geht dann wieder weg.

Hast du so etwas schon einmal erlebt?

Wenn jemand, den wir sehr lieb haben und der sehr wichtig für uns ist, schwer krank wird oder gar stirbt, wird man sehr, sehr traurig. Wie wir Trauer fühlen und wie wir darauf reagieren, man sagt auch „damit umgehen", ist von Mensch zu Mensch sehr verschieden. Manche Menschen ziehen sich, wenn sie trauern, die Bettdecke über den Kopf und dann ist es dort so rabenschwarz, wie sie sich innerlich fühlen. Manchmal wünschen sie sich eine Zeit lang, auch tot zu sein, um dann wieder mit dem, der gestorben ist, zusammen sein zu können.

Das sind sehr verständliche Gefühle, die einem aber ganz schön viel Angst machen können. Hier hilft es besonders, wenn du mit anderen darüber offen sprichst. Auch wenn es schwerfällt! (Trick 1 in der Zauber-Trickkiste)

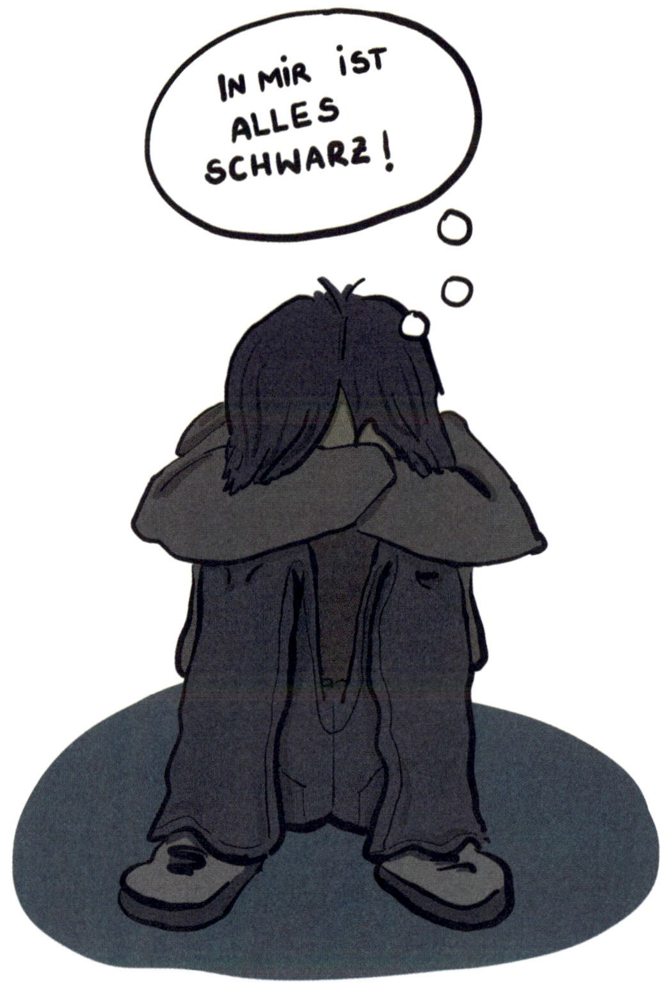

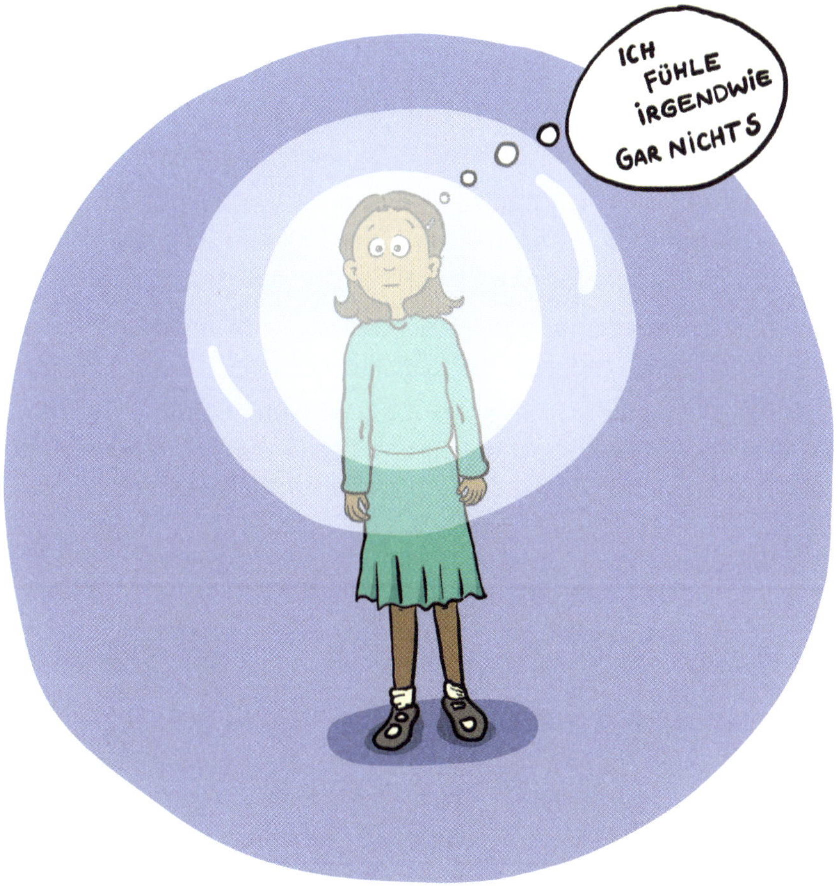

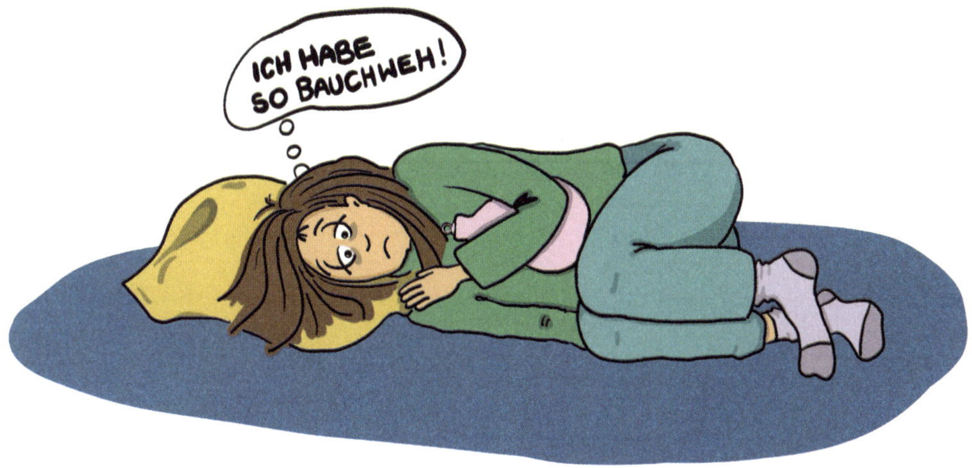

Es gibt auch Menschen, die superwütend werden, wenn sie traurig sind. Manchmal sind sie wütend auf die ganze Welt oder auf denjenigen, der krank ist oder gestorben ist. Dann schämen sie sich oft auch ein bisschen, weil derjenige ja nichts dafür kann, dass er krank geworden oder gestorben ist. Wieder andere Menschen versuchen, sich ganz doll abzulenken, und machen dauernd Party.

Es gibt auch Menschen, die können gar nicht sagen, wie es ihnen geht. Sie sagen: „Ich fühle mich wie betäubt, ich fühle gar nichts, wie in einer Blase." Andere wieder reagieren eher körperlich und haben zum Beispiel Bauch- oder Kopfschmerzen, können nicht schlafen oder sie haben Alpträume. Dann haben sie Angst einzuschlafen.

Wozu braucht man denn Gefühle?

Was für dich superwichtig ist zu wissen:

Praktisch alle Gefühle, Gedanken und Reaktionen sind für viele Wochen oder Monate komplett normal!

Sie gehören zum Trauern dazu. Trauer hört auch nicht irgendwann komplett auf. Sie kann einfach manchmal kommen, wenn man gerade etwas super Schönes erlebt. Das fühlt sich dann ganz blöd an. Trotzdem ist es normal, denn gerade, wenn man etwas sehr Schönes erlebt, vermisst man den anderen ja besonders stark. Dann wieder, wenn man zum Beispiel am Grab steht, fühlt man vielleicht gar nichts und findet das dann komisch. Trauergefühle halten sich einfach an gar keine Regel. Sie kommen und sie gehen, wann sie wollen.

Egal welche Art von Gefühlen wir haben. Sie sind wichtig. Kannst du dir denken, warum?

Fühlen können wir von Geburt an. Wenn wir das nicht könnten, würden wir wohl sterben, denn Hunger ist auch ein Gefühl und wenn wir den nicht bemerken würden, o weh!

Wenn wir keine Gefühle haben, wissen wir einfach nicht, was mit uns los ist und was für uns wichtig ist.

Sind wir zum Beispiel traurig, können wir nachfühlen, was uns traurig macht und was uns trösten könnte. Wenn wir uns ärgern und überlegen, warum wir so sauer sind,

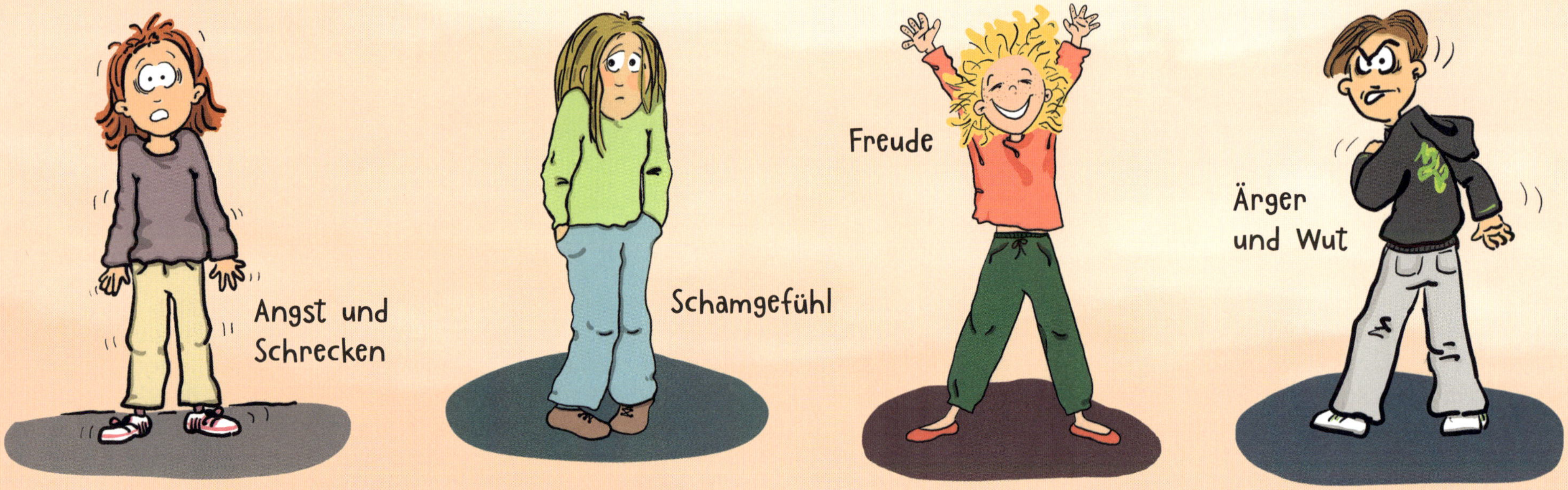

wissen wir auch, was wir brauchen, damit der Ärger wieder weggeht. Auch Angst ist ein sehr, sehr wichtiges Gefühl. Das darf man nicht einfach so wegschieben. Angst warnt uns nämlich vor Gefahren. Hätten wir keine Angst, würden wir zum Beispiel einfach kreuz und quer bei Rot über die Straße laufen oder in einen See springen, obwohl wir nicht schwimmen können. Manchmal haben wir aber vor Dingen oder Situationen Angst, die gar nicht gefährlich sind. Dann ist Angst sehr unangenehm und da muss man schauen, was die Angst einem erzählen möchte. Das klingt seltsam? Ja, ist es aber gar nicht. Angst, wenn man ihr genau zuhört, sagt einem, was los ist und was man eigentlich braucht.

Du siehst: Gefühle sind unsere Wegweiser im Leben und sagen, was gut für uns ist und was nicht so super ist.

Wichtig

Wenn dir ein Gefühl oder Gedanke unheimlich ist oder ganz komisch vorkommt, sprich bitte unbedingt mit den Eltern darüber und/oder mit einem Profi, der sich mit diesen Gefühlen gut auskennt.

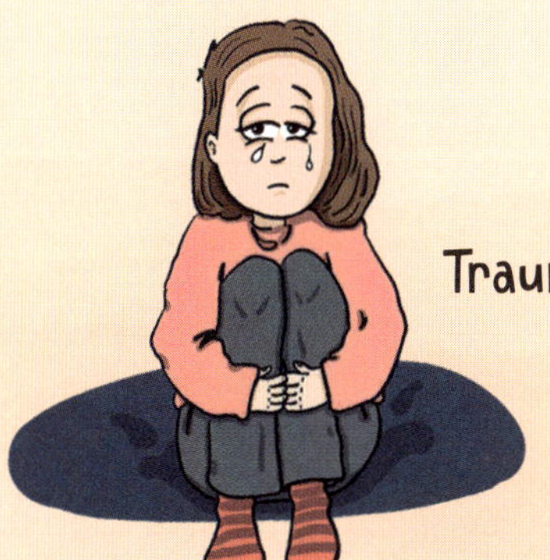

Traurigkeit

Verunsicherung und Ängstlichkeit

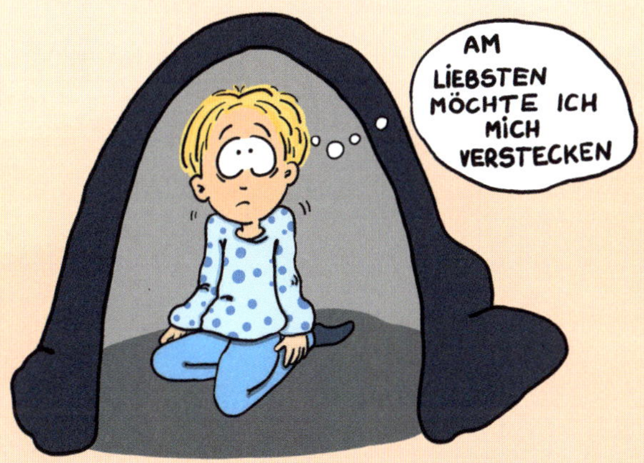

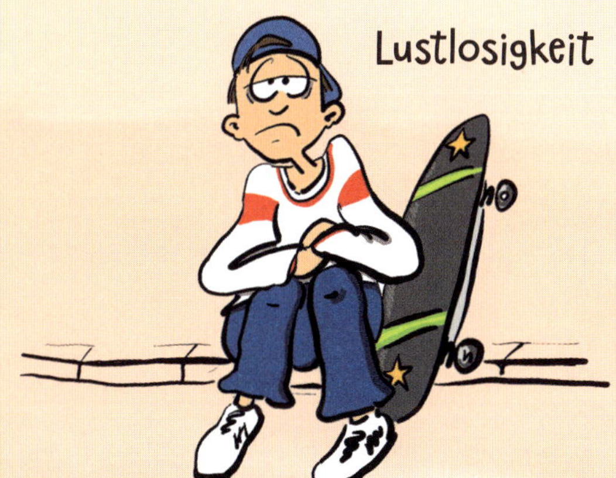

Lustlosigkeit

Unsere Zauber-Trickkiste: Wenn es uns zu lange nicht wirklich gut geht!

In unserer Zauberkiste sind Tricks versteckt, die du selbst anwenden kannst, wenn es dir über viele Tage nicht gut geht. Jetzt geht es einem ja nicht jeden Tag gleich gut oder gleich schlecht. Unsere Stimmung, also unsere Gefühle sind von vielen Dingen abhängig, vor allem davon, was wir über sie denken. Und wenn es uns einmal nicht so gut geht, ist das zwar nicht so toll, aber davon geht die Welt nicht unter. Allerdings bemerken wir manchmal gar nicht, wie es uns eigentlich geht.

Tipp:
Beobachte doch mal eine Woche lang jeden Tag, wie es dir geht, und kreuze jeden Tag das passende Smiley an:

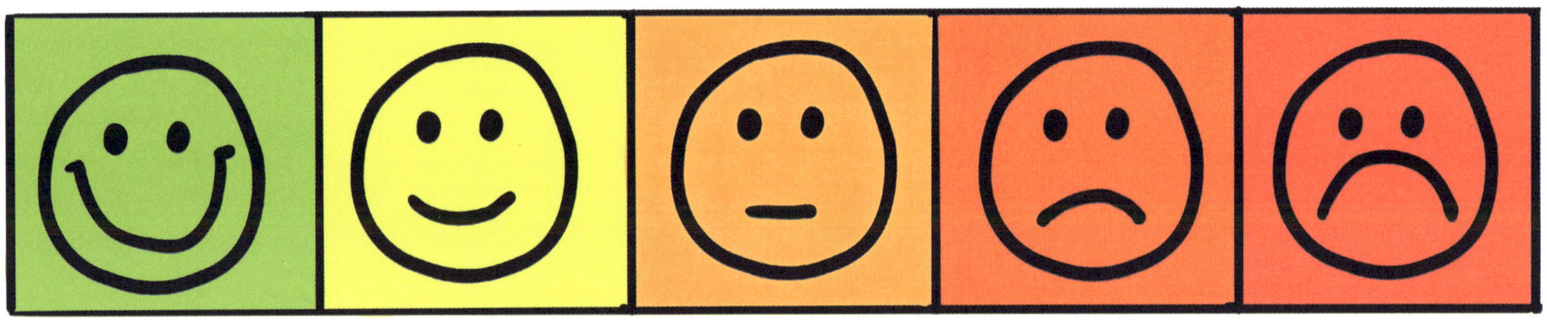

Die Tricks haben schon viele Kinder und Erwachsene, die bei uns waren, ausprobiert. Sie sagen, dass sie sehr gut helfen, wenn man immer den passenden Trick benutzt. Denn es hilft nicht jeden Tag derselbe Trick. Wenn man gerade sehr ängstlich ist, hilft zum Beispiel der Klopf-Trick ziemlich gut. Wenn man total unkonzentriert ist, hilft der Ablenk-Trick gut. Sport hilft fast immer, vor allem, wenn man sich sehr, sehr gestresst fühlt.

Diese Frage solltest du dir immer stellen:

Was könnte mir jetzt guttun?

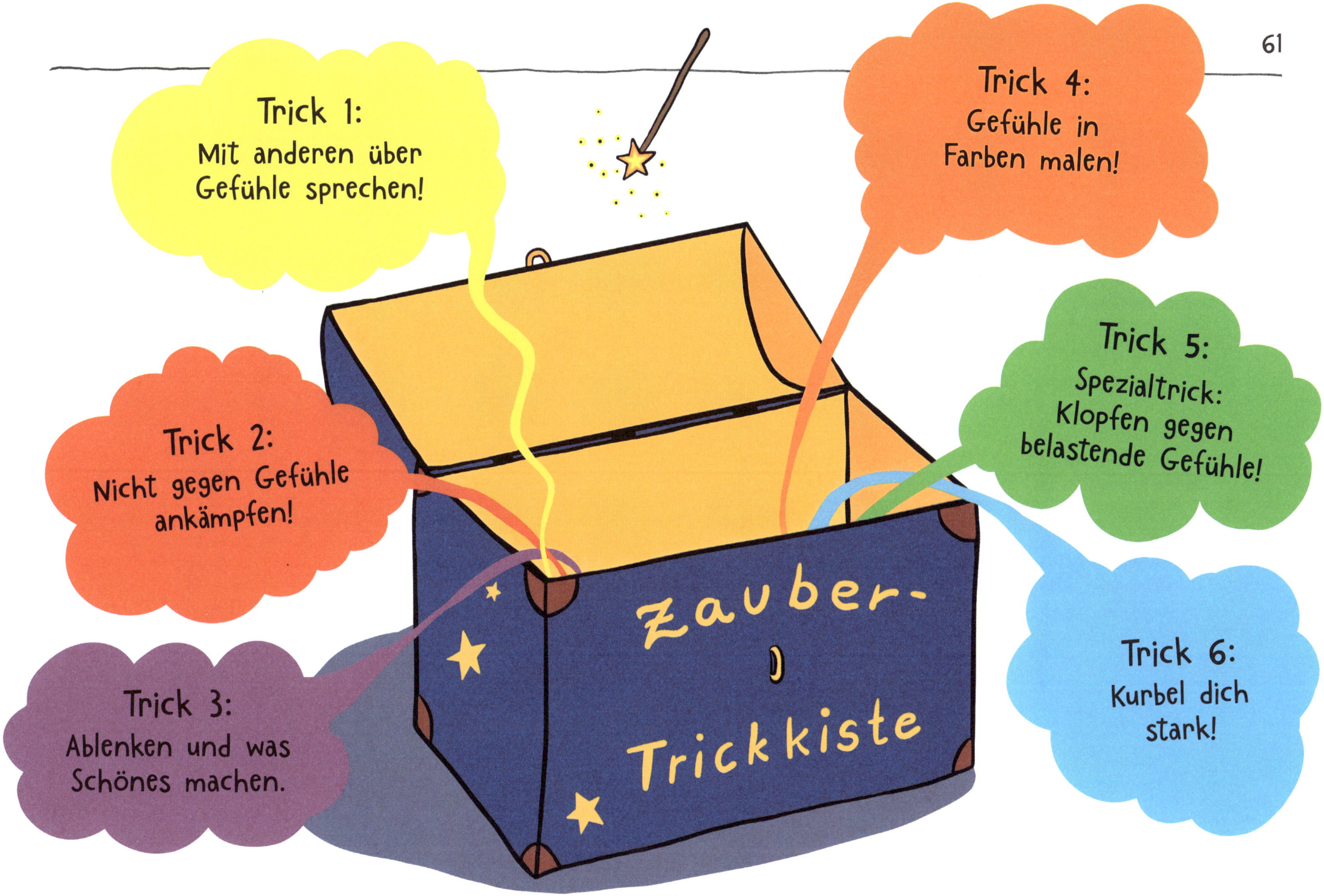
Trick 1:
Mit anderen über Gefühle sprechen!
Trick 2:
Nicht gegen Gefühle ankämpfen!
Trick 3:
Ablenken und was Schönes machen.
Trick 4:
Gefühle in Farben malen!
Trick 5:
Spezialtrick: Klopfen gegen belastende Gefühle!
Trick 6:
Kurbel dich stark!
Zauber-Trickkiste

Trick 1: Mit anderen über Gefühle sprechen!

Damit Gefühle wie Angst, Wut und Traurigsein sich nicht in unserem Körper und unserem Leben breitmachen, ist es wichtig, dass wir darüber sprechen. Das ist wie ein Gesetz.

Es klingt einfach, ist es oft aber gar nicht.

Wir schämen uns oft für unsere Gefühle, kommen uns vielleicht blöd vor oder wissen nicht so recht, was uns bedrückt.

Kinder wollen oft die Eltern nicht belasten. Dann sitzt man da mit seinen Gefühlen wie in einem tiefen Loch und kommt nicht so recht wieder raus. Manchmal sitzen alle aus der Familie in so einem „Nicht-sprechen-können-Loch“. Da braucht es jemanden, der einem die Hand reicht und einen herauszieht! Und was dann hilft, ist über die Gefühle zu sprechen.

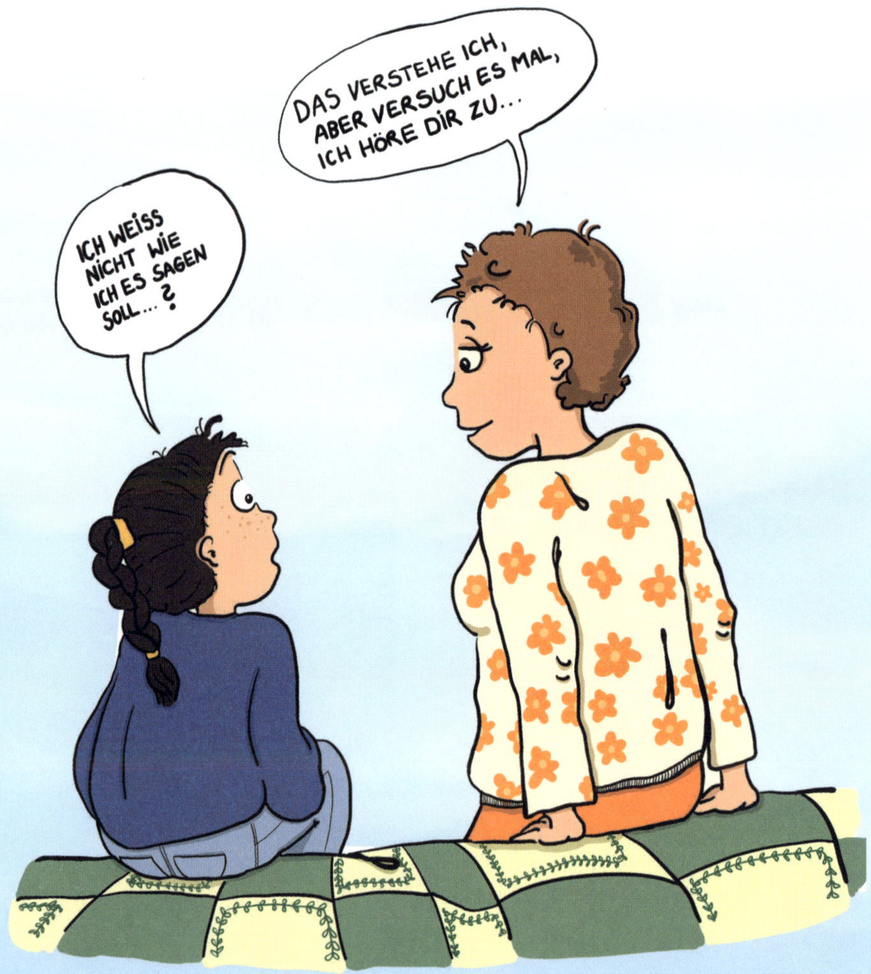
ICH WEISS NICHT WIE ICH ES SAGEN SOLL ... ?
DAS VERSTEHE ICH, ABER VERSUCH ES MAL, ICH HÖRE DIR ZU...

Je mehr wir über uns wissen, desto eher können wir uns selbst auch helfen. Das Wissen ist dann so ähnlich wie ein Schwimmreifen, mit dem du wieder ans Ufer kommst, wenn du noch nicht alleine schwimmen kannst.

Kannst du dir vorstellen, warum jemand wütend wird, wenn ein Familienmitglied schwer krank wird?

Na ja, das ist doch aber auch gemein: Da platzt eine Erkrankung einfach so ins Leben und bringt alles durcheinander. Das ist wirklich fies! Darüber soll man nicht wütend sein dürfen?

Doch: Du und jeder andere auch dürfen so richtig wütend werden!

Manchmal ist wütend sein sogar einfacher als traurig sein oder Angst haben.

Was kann man denn nun mit der Wut anstellen?

Manchen Menschen hilft es, so richtig dolle, vielleicht auch mit jemand anderem zusammen, über die Krankheit zu schimpfen, mit den Füßen auf den Boden zu stampfen oder sich so richtig auszutoben.

Auf alle Fälle muss die Wut raus aus dem Körper, dann fühlt es sich wieder etwas leichter an.

Manchmal kommt nach der Wut auch Traurigkeit zum Vorschein und du musst vielleicht richtig doll weinen. Dann ist es gut, wenn du dich in den Arm nehmen lässt.

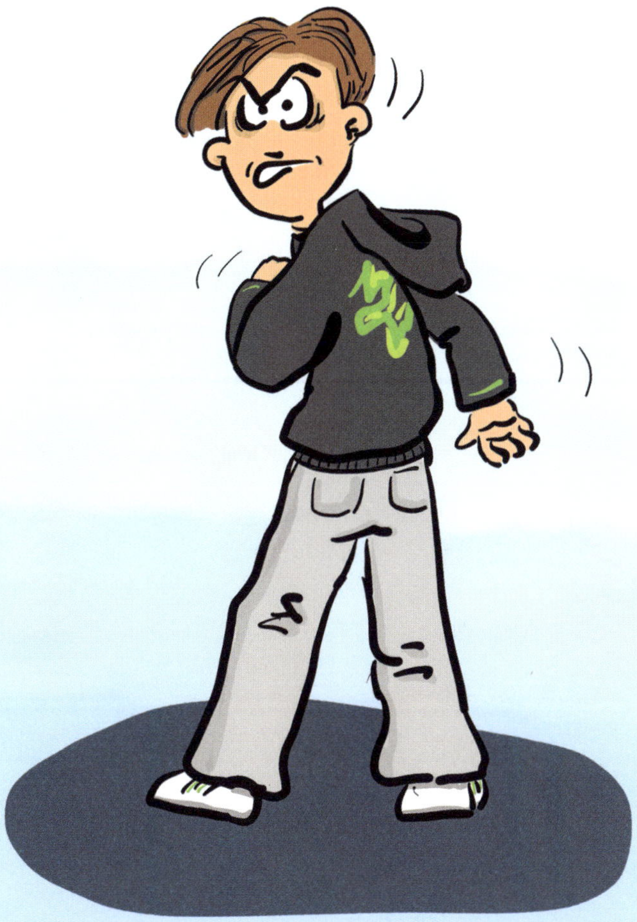

Trick 2: Nicht gegen Gefühle ankämpfen!

Das klingt für alle Menschen, vor allem Erwachsene, erst mal ziemlich komisch und sie runzeln die Stirn. Sie denken dann vielleicht: „So einen Blödsinn habe ich ja noch nie gehört!"

Die Erfahrung zeigt, dass Gefühle, gegen die man ankämpft, sich frecherweise vermehren und sich mit aller Kraft an dir festhalten. Warum ist das so? Ja, Gefühle wollen dir, wie schon eben gesagt, etwas zeigen, nämlich das was du brauchst und das merkst du natürlich nicht, wenn du sie gleich auf den Mond schicken willst.

Es hilft also, sich ruhig hinzusetzen und zu spüren, was das Gefühl dir gerade erzählt. Und das kann sehr spannend sein.

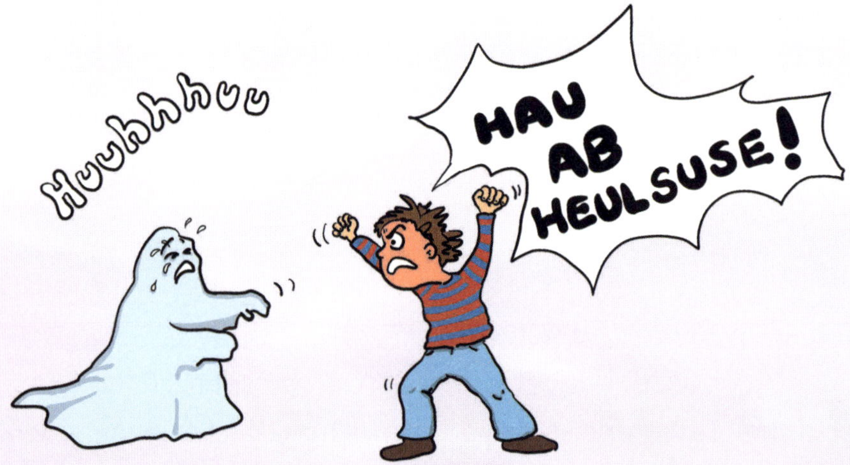
Huuhhhuu
HAU AB HEULSUSE!

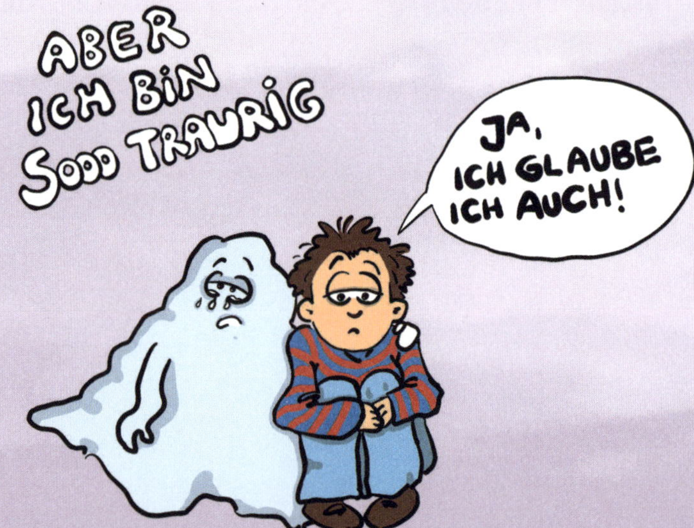
ABER ICH BIN SOOO TRAURIG
JA, ICH GLAUBE ICH AUCH!

Trick 3: Ablenken und was Schönes machen!

Wenn es uns nicht gut geht, vergessen wir oft, welche Dinge uns sonst gutgetan haben. Das ist ganz normal. Immer, wenn wir starke Gefühle haben, wird es mit dem Denken schwer. Das ist auch so, wenn wir uns gestresst, also unter Druck fühlen. Man nennt das dann auch **Stressreaktion**. Wenn man das also schon mal weiß, kann man dieses Wissen nutzen.

Am besten lenkt man sich mit etwas ab, was einem richtig gut gefällt und wo man vielleicht richtigen Unsinn machen kann.

Was wäre das zum Beispiel bei dir?

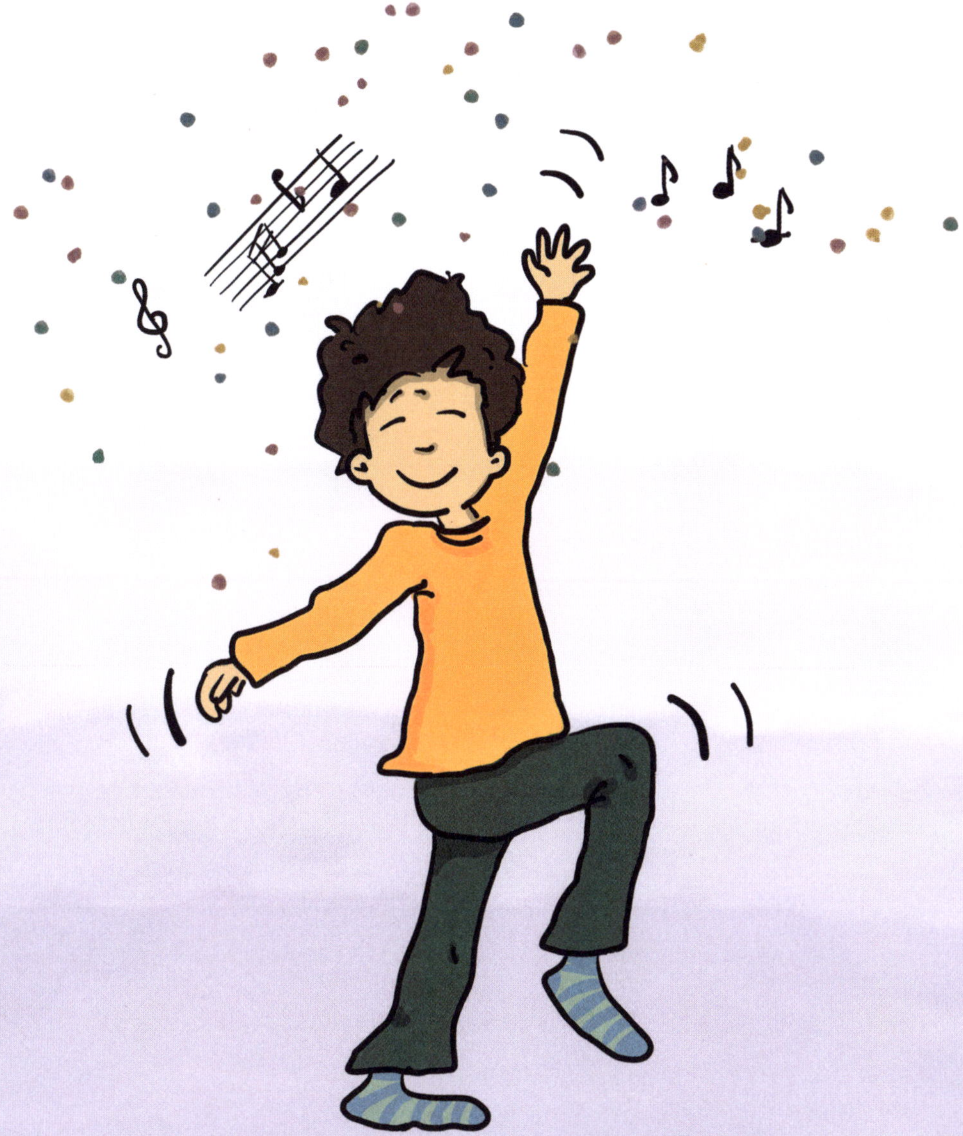

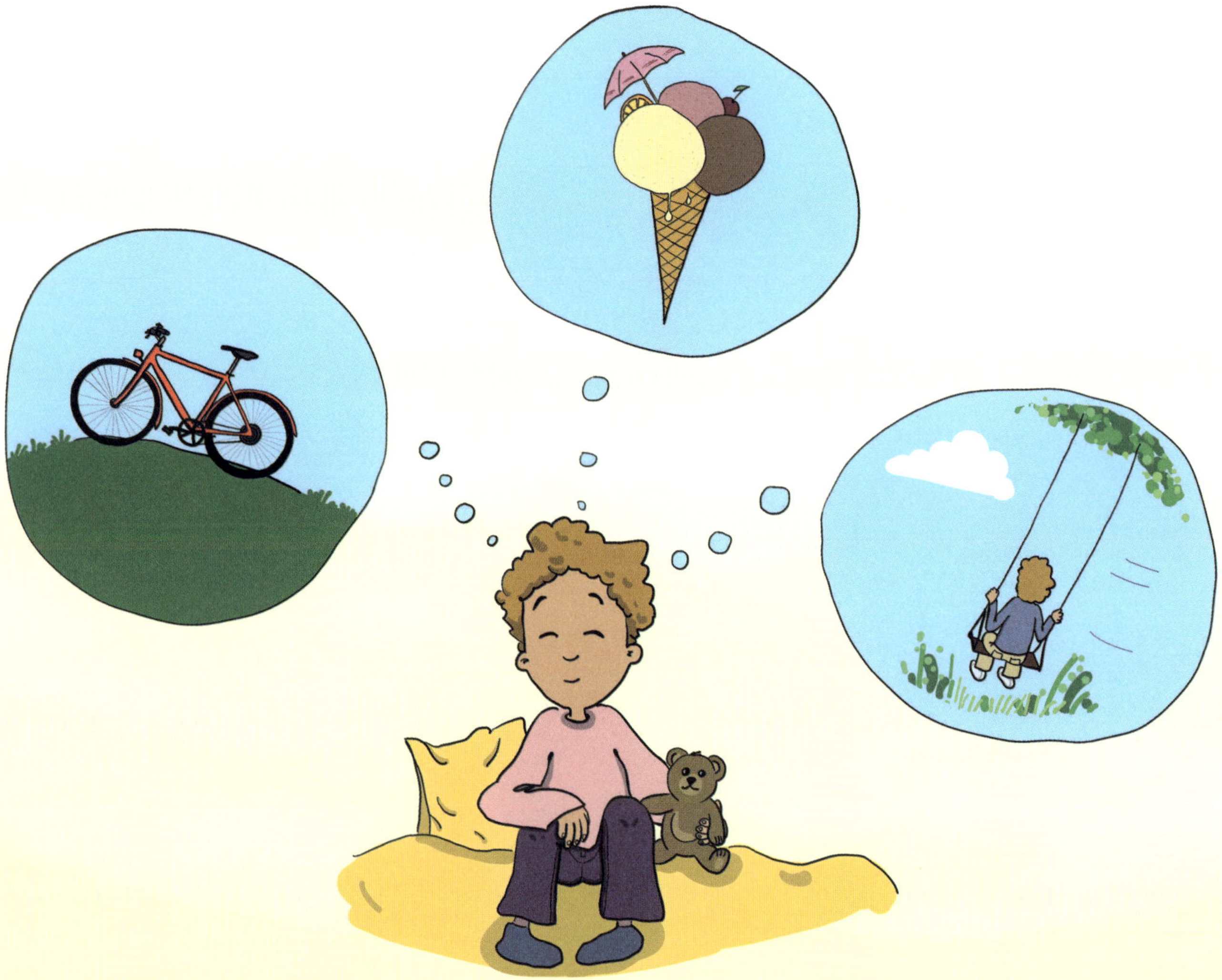

Wenn du nicht sofort eine Idee hast, versuch mal das Folgende:

Du setzt dich am besten an einen Platz, wo du dich ganz wohlfühlst, und holst richtig tief Luft. Achte darauf, dass du die Schultern beim Atmen nicht hochziehst, sonst strengst du dich zu dolle an und kannst nicht entspannt in den Bauch atmen. Das brauchen wir aber, damit der Kopf wieder richtig denken kann.

Und nun kannst du dich an den letzten Urlaub, das letzte Jahr erinnern und schauen, wann du dich so richtig wohlgefühlt hast und was du da gemacht hast. Vielleicht mit Freunden Fußball gespielt, schwimmen gegangen oder überhaupt Sport gemacht? Vielleicht auch ein Spiel gespielt, Musik gehört, dich mit Freundinnen getroffen?

Wenn du da etwas findest, dann hilft es, wenn du dir vornimmst, das jetzt genau wieder zu tun.

Trick 4: Gefühle in Farben malen!

Es ist nicht immer leicht, darüber zu sprechen, wie man sich fühlt. Vielleicht ist gerade niemand da, der zuhört, oder du findest auch einfach nicht die richtigen Worte? Da hilft es manchmal wenn du mit Farben malst, wie du dich fühlst. Klingt das für dich komisch? Probier es aus, oft funktioniert das richtig gut.

Hol dir ein Papier und Farbstifte oder Wasserfarben. Such dir dann einfach eine oder auch mehrere Farben aus, auf die du Lust hast (ohne darüber nachzudenken), und dann leg los! Es kommt beim Malen überhaupt nicht darauf an, dass du das Bild dann schön findest oder jemand anderes es schön findet! Unsere Gefühle fühlen sich ja auch nicht immer schön an. Aber wenn du deine Gefühle aus dir rauslässt und malst, kann es passieren, dass du dich danach ein bisschen leichter fühlst. Vielleicht magst du aber auch lieber mit Knete spielen? Das funktioniert genauso gut.

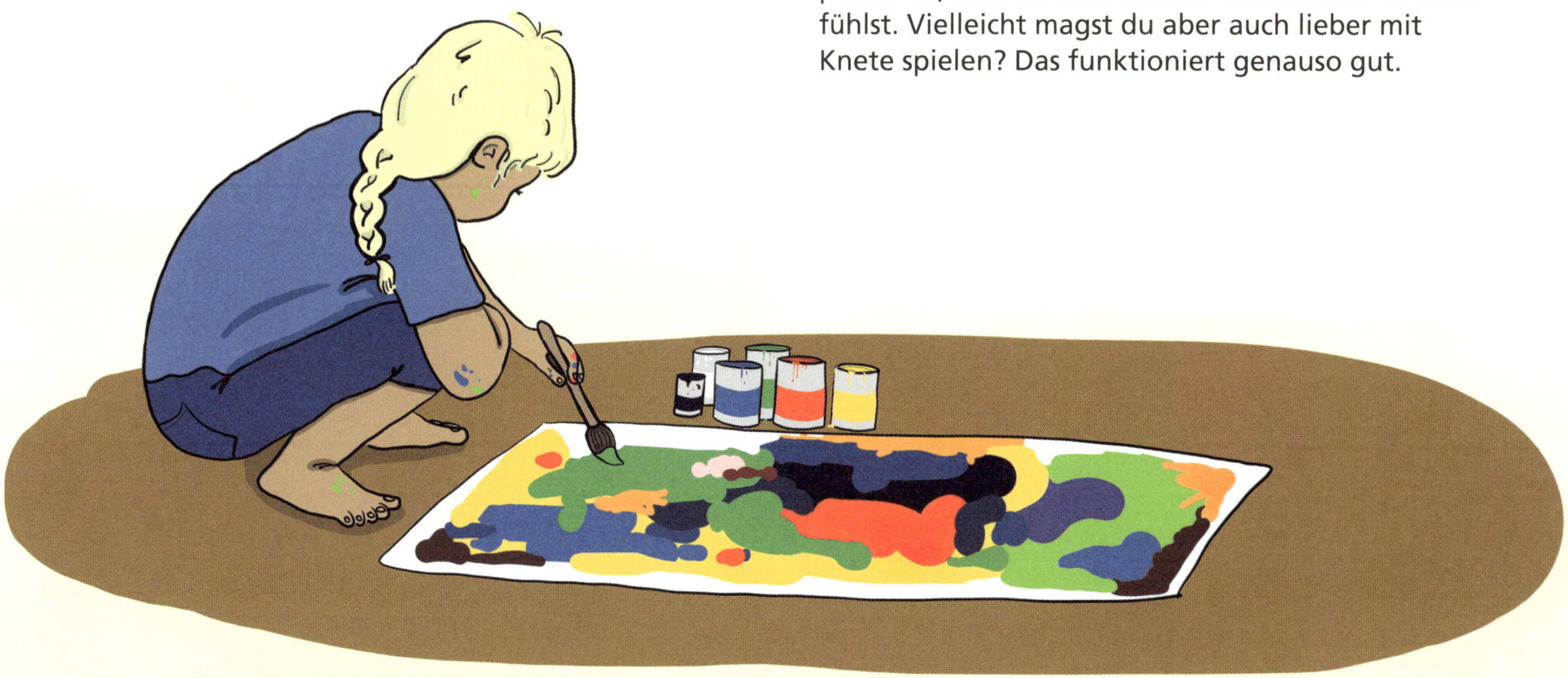

Trick 5: Der Spezialtrick! Körperpunkte klopfen

Das Klopfen kann einem am Anfang etwas komisch vorkommen. Aber wie das mit Tricks ist: Sie wirken auch, wenn man nicht versteht, warum.

Bevor du mit dem Klopfen beginnst, kannst du auf einer Skala von 1–10 einschätzen, wie stark das belastende Gefühl ist. 1 ist gar nicht belastend, 10 sehr belastend.

Also: Du atmest ein paarmal entspannt und tief in deinen Bauch: als sei er ein Luftballon, den du ein bisschen aufpustest und dann die Luft wieder rauslässt. Dann beginnst du zu klopfen: wenn du Rechtshänderin bist, mit der rechten Hand, und wenn du Linkshänder bist, mit der linken Hand.

Es gibt insgesamt 16 Punkte, die du klopfen kannst. Wenn du nicht so viel Zeit hast, reicht es auch, wenn du Punkte klopfst, bei denen du merkst, dass sie dir gut gefallen. Du klopfst zuerst auf deinen Handrücken und dann auf die Handkante, so wie hier auf dem Bild.

Und dabei ganz wichtig: während der ganzen Klopferei denkst du an das Gefühl, welches dir Schwierigkeiten macht. Es ist völlig egal, welches Gefühl das ist. Einfach immer wieder daran denken.

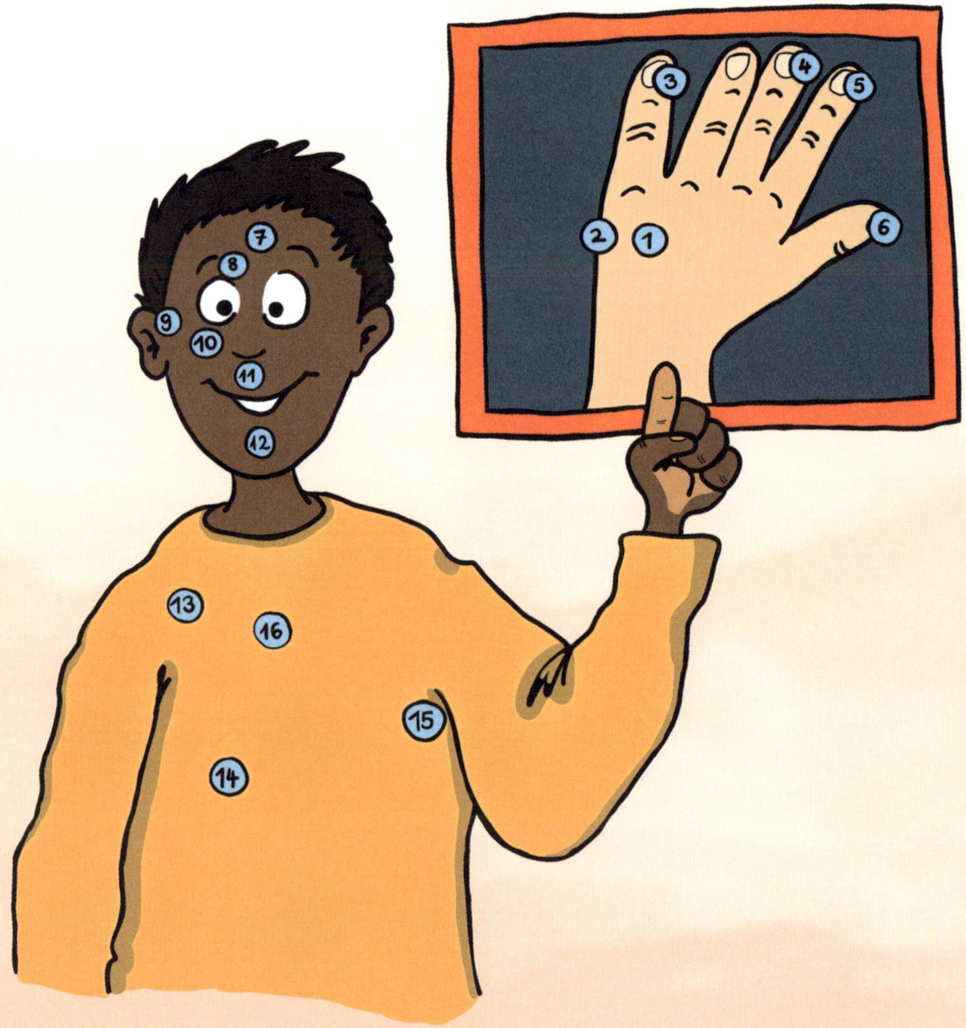

Klopfpunkte:

1. Handrücken
2. Handkante
3. Kleiner Finger
4. Mittelfinger
5. Zeigefinger
6. Daumen
7. Stirn
8. Augenbrauen innen
9. Schläfe
10. Unter dem Auge
11. Unter der Nase
12. Unter der Lippe/am Kinn
13. Unter dem Schlüsselbein
14. Auf dem Rippenbogen
15. Unter dem Arm seitlich
16. Mitten auf dem Brustbein

Oder laut aussprechen:

Dieses blöde Gefühl
… nervt!
… geht mir so was von auf den Zeiger.
… macht mich völlig verrückt!
… stresst mich total.

Und es geht weiter: Nun klopfst du die einzelnen Fingerspitzen der Hand, danach gehst du zur Stirn und klopfst auf deine Stirn. Dann klopfst du deine Augenbraue, die Schläfe, unter der Nase, zwischen Unterlippe und Kinn, genau wie auf unserem Bild. Weiter geht es, während du immer an das Gefühl denkst, was dich stört. Du klopfst unter dem Schlüsselbein, am Rippenbogen, dann ein Stück unter dem Arm und zu guter Letzt auf das Brustbein.

Nun kannst du noch mal einschätzen, wie sehr du dich auf der Skala von 1–10 belastet fühlst. (Du kannst die Belastung übrigens auch mit den Smileys messen.) Meist reichen drei Klopfrunden aus, um sich deutlich besser zu fühlen.

Es kann sogar großen Spaß machen, wenn du das Klopfen gemeinsam mit Erwachsenen oder deinen Freunden ausprobierst.

Im Literaturverzeichnis findest du übrigens zwei super Bücher, mit denen du diesen Trick ganz ausführlich kennenlernen kannst.

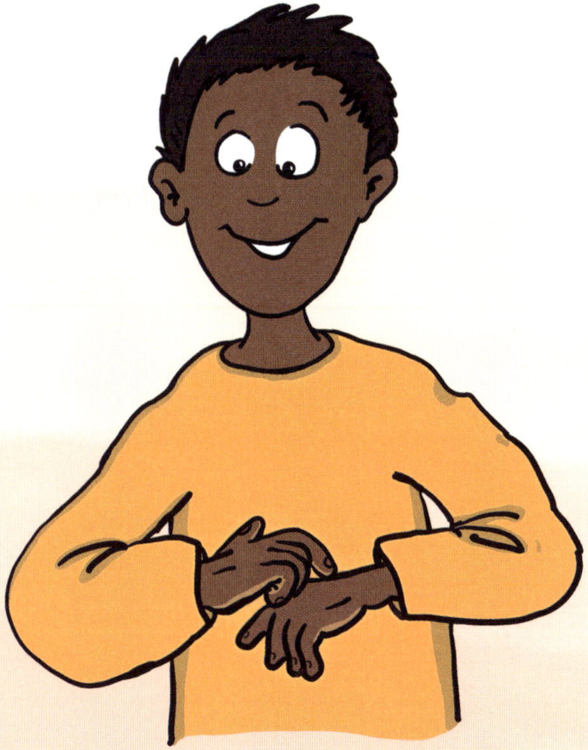

(Kirschbaum & Bohne, 2019; Reinicke & Bohne, 2019)

Trick 6: Kurbel dich stark!

Beim Kurbeln dreht man wie mit einer Kurbel an dem Punkt unter dem Schlüsselbein, wie hier auf dem Bild. Dabei kann man tolle Kraftsätze sprechen, wie zum Beispiel:

„Auch wenn ich jetzt gar nicht weiß, was mit mir los ist, bin ich ganz okay so, wie ich bin."

„Auch wenn ich dieses Problem habe, bin ich genau so richtig, wie ich bin."

„Auch wenn ich immer wieder dieses ungute Gefühl im Bauch habe, bin ich völlig okay so, wie ich bin."

„Auch wenn ich mich manchmal nicht konzentrieren kann, bin ich doch ganz in Ordnung wie ich bin."

„Auch wenn es in meiner Familie gerade drunter und drüber geht, bin ich liebenswert und völlig normal so wie ich bin."

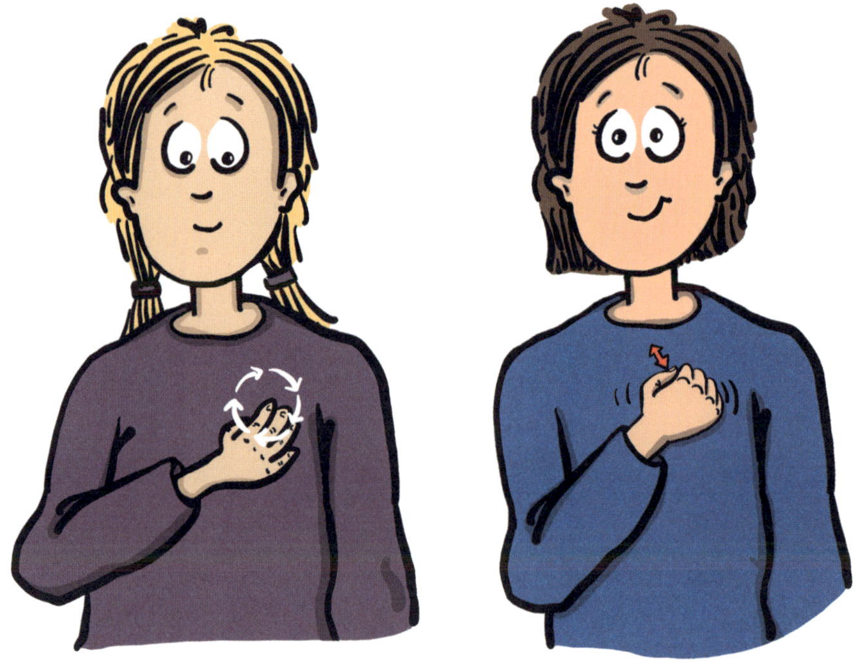

Oft hilft es, wenn du folgende Selbststärkungssätze aussprichst oder auch einfach nur denkst:

- Ich denke immer wieder daran, dass auch blöde Gefühle irgendwann wieder verschwinden.
- Es lässt sich gerade nicht ändern und ich werde einfach weiter gut auf mich achtgeben.
- Ich bin, wie ich bin, mit allem, was dazugehört! Und ich verzeihe mir, volle Kanne, wenn ich mal nicht so sein kann oder will, wie andere es von mir erwarten.
- Ab heute bin ich wirklich netter zu mir.
- Ab sofort werde ich selbst aktiv und tue, was gut für mich ist.
- Ich weiß ab sofort, dass ich die gleichen Rechte habe wie alle Menschen auf dieser Welt.

(Kirschbaum & Bohne, 2019; Reinicke & Bohne, 2019)

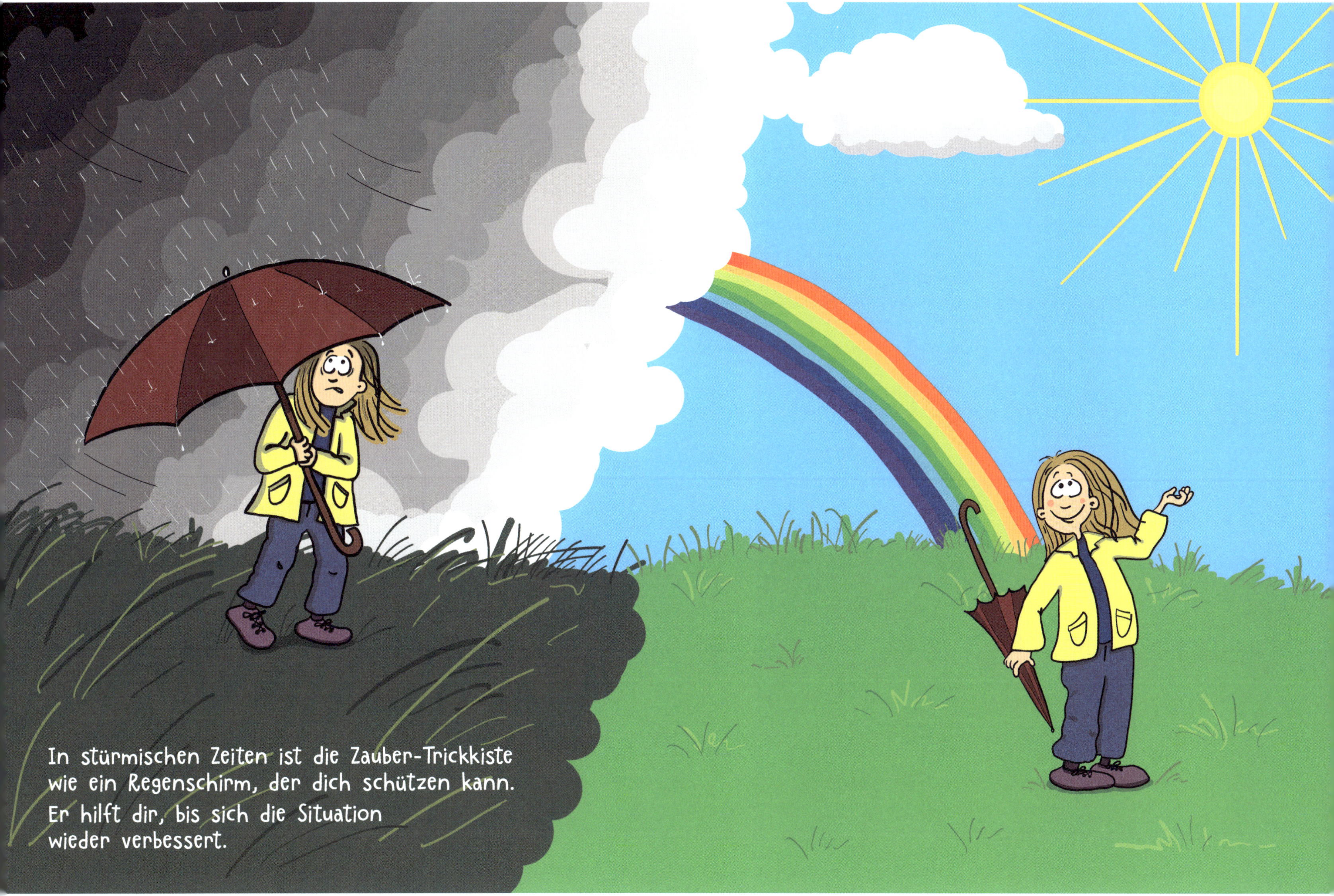

In stürmischen Zeiten ist die Zauber-Trickkiste wie ein Regenschirm, der dich schützen kann.
Er hilft dir, bis sich die Situation wieder verbessert.

Hilfreiches für Erwachsene

Bricht über eine Familie eine schwere Krankheit herein, ein Unfall oder ein anderes schwieriges Ereignis wissen wir nur allzu gut: **Betroffen ist die ganze Familie**. Und die Familie braucht sich in dieser Zeit besonders. Gute Beziehungen untereinander sind das, was uns im Leben trägt.

Es hilft, sich bewusst zu machen, dass Kinder blitzschnell spüren, wenn etwas in der Familie nicht in Ordnung ist. Es ist elementar wichtig, das Ereignis, was immer es ist, nicht zu verheimlichen, da Kinder und auch Jugendliche sich ansonsten in Fantasien darüber verlieren, was los sein könnte. Dies löst extremen Stress aus und kann auf die Dauer zu psychischen Störungen führen.

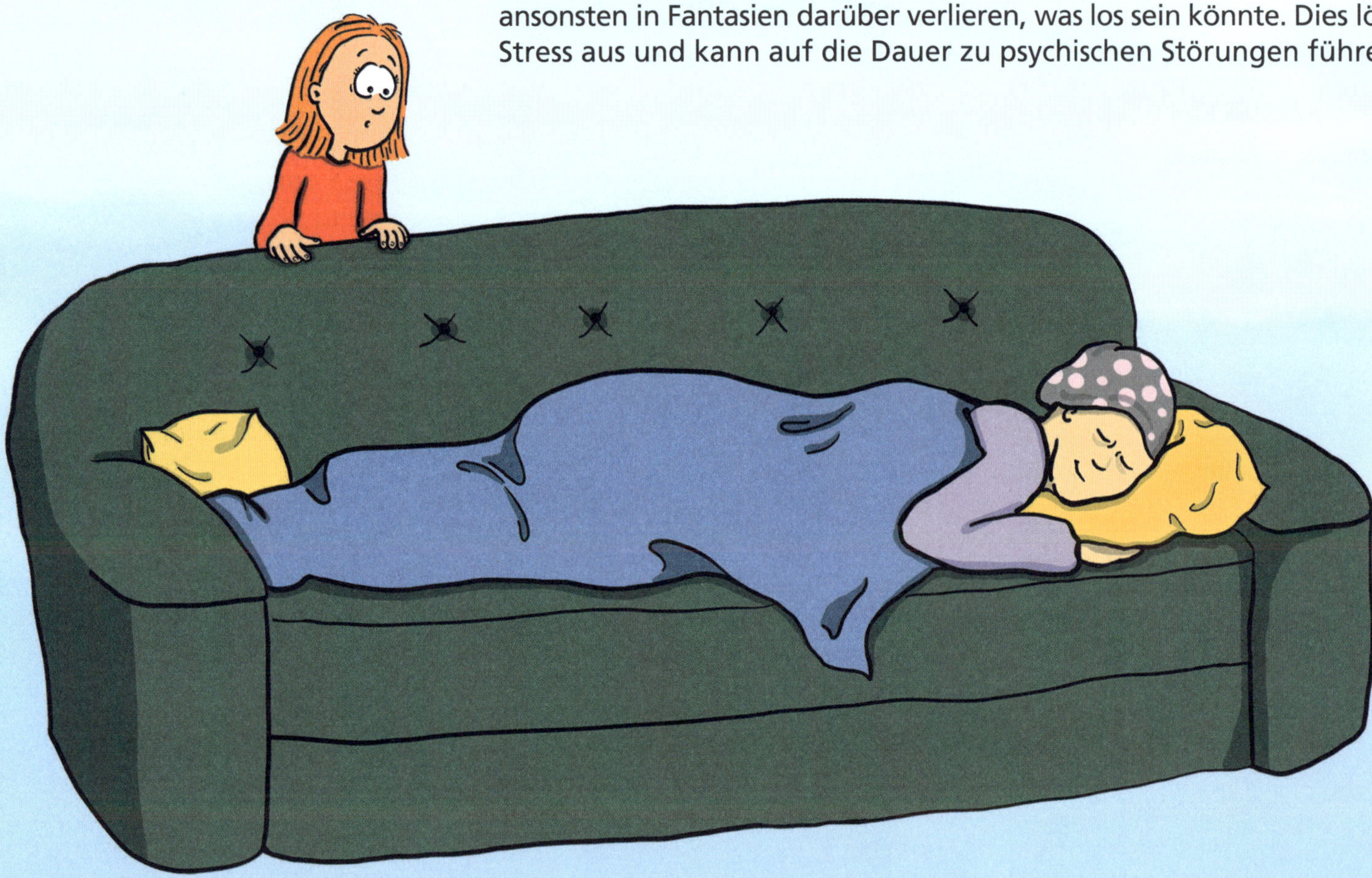

Wird mein Kind nicht belastet, wenn ich ihm sage, was los ist?

Belastet insofern, dass Ihr Kind auf die Information reagieren wird, relativ sicher. Sie belasten Ihr Kind aber auf keinen Fall unnötig. Sie haben sich diese Situation nicht ausgesucht und Sie können es sich selbst und Ihrer Familie nicht ersparen, dass das Leben uns manchmal Themen beschert, die mehr als herausfordernd sind und sehr kummervoll sein können. Erfahrungsgemäß können Kinder viel besser mit schwierigen Situationen umgehen, als Eltern es ihnen zutrauen. Oft sind es die eigenen Bedenken und Kummer, der einen um den sprichwörtlich „heißen Brei“ herumreden lässt. Wir wissen aus Praxis und Forschung, dass Kinder vor allem durch das Verschweigen und nicht (kindgerechtes) Einbeziehen belastet sind. Deshalb: Führen Sie das Gespräch so früh wie möglich und ermutigen Sie Ihr Kind, seine Gefühle zu zeigen.

Wann soll ich mit meinem Kind sprechen?

Wenn Sie selbst spüren, dass Sie sehr unter Stress stehen und Angst haben, sollten sie baldmöglichst mit Ihrem Kind sprechen, da Ihr Kind ganz sicher Ihre Gefühlslage wahrnimmt. Wählen Sie, wenn möglich, einen Zeitpunkt, der für Sie selbst und Ihr Kind geeignet scheint. Eine für alle angenehme, geschützte Atmosphäre und ausreichend Zeit für das Gespräch und auch danach sind wichtig. Geben Sie sich und Ihrem Kind Zeit für positive und schöne Aktivitäten, die Sie zusammen genießen können. Für das Kind wichtig ist, dass Sie sich dabei nach seinen Bedürfnissen richten, denn Ihr Kind weiß in der Regel am besten, mit welchen Aktivitäten es sich wieder regulieren kann.

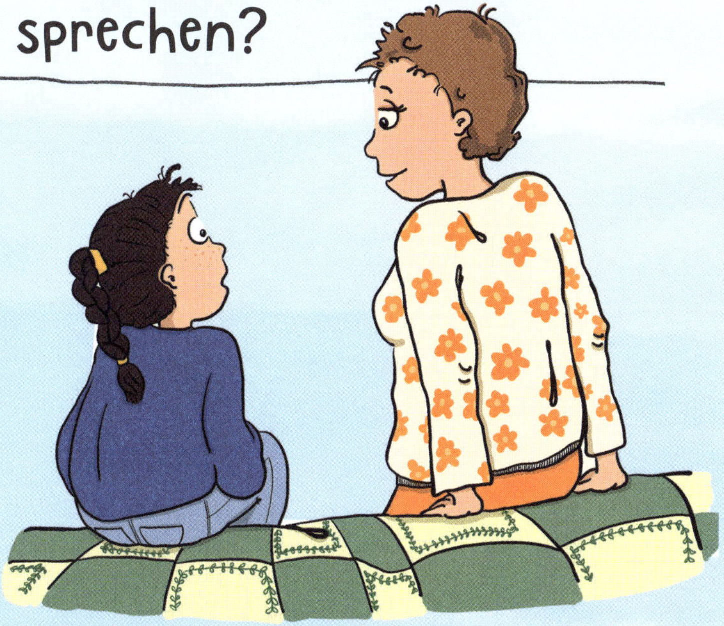

Welche Informationen braucht mein Kind?

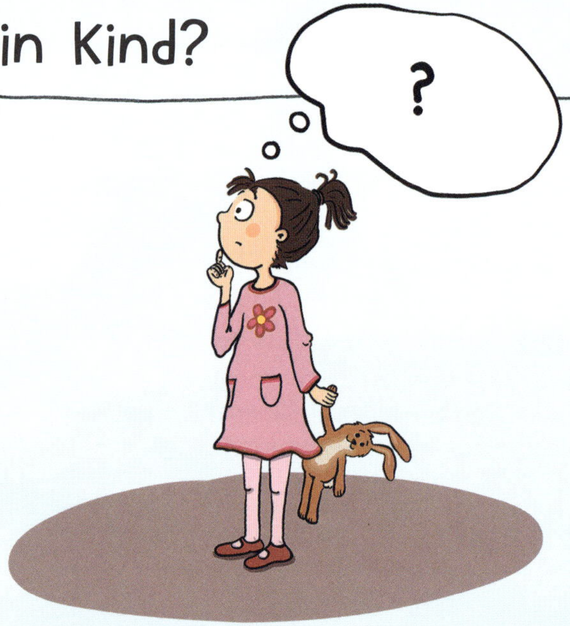

Die Informationen, die Sie Ihrem Kind geben, sollten immer verständlich, also altersgemäß sein. Je jünger Ihr Kind ist, desto kürzer sollte das Gespräch sein. Zu viele Details verwirren Kinder. Ausnahme ist, wenn das Kind direkt fragt. Je jünger Kinder sind, desto klarer sollte benannt sein, was sich im konkreten Alltag in nächster Zeit ändern wird. Vergewissern Sie sich immer mal wieder, ob Ihr Kind die Informationen verstanden hat, und signalisieren Sie deutlich, dass es jederzeit mit Fragen auf Sie zukommen kann. Wenn Sie Fragen nicht beantworten können, sagen Sie dies offen und ehrlich und versprechen Ihrem Kind, dass Sie sich die notwendigen Informationen besorgen werden.

Muss ich die Krankheit mit Namen nennen?

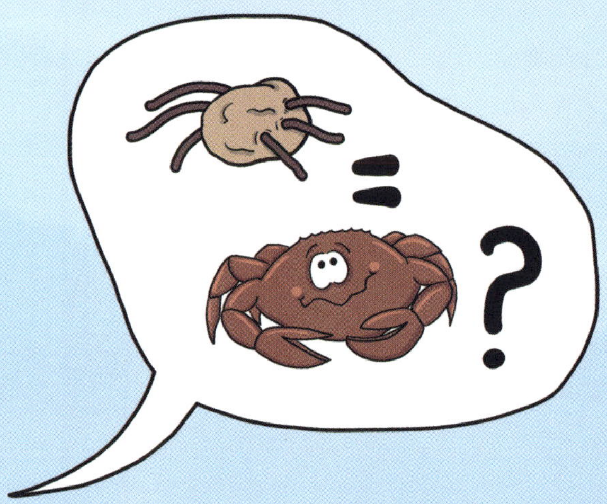

Ja! Jedes Kind, gleich welchen Alters, sollte möglichst bald erfahren, wie die Krankheit, also die Krebsart, konkret heißt. Kinder erleben es als einen großen Vertrauensbruch, wenn sie von anderen Personen oder durch Mithören von Gesprächen von Ihrer Krebserkrankung erfahren. Vertrauen ist die Basis für eine gesunde Entwicklung von Kindern. Erklären Sie Ihrem Kind die Erkrankung mit möglichst einfachen Worten. Für einige Krebsarten wie Brustkrebs oder Hirntumore gibt es spezielle Bilderbücher, die Sie nutzen können.

Ganz grundsätzlich kann man sagen, dass es eine für alle Kinder gleich „normale" Reaktion nicht gibt. Alle Gefühlsreaktionen vom Wegrennen bis zum Weinen oder „scheinbar gar nicht reagieren" können vorkommen. Die Reaktionen hängen unter anderem von der Persönlichkeit Ihres Kindes ab und auch, welche Beziehung Sie zu Ihrem Kind haben. Auch ob der nicht erkrankte Elternteil verfügbar ist, spielt eine wichtige Rolle. Wenn Sie sich Sorgen machen, wie Ihr Kind sich verhält, sollten Sie das ernst nehmen und sich Hilfe und Unterstützung holen.

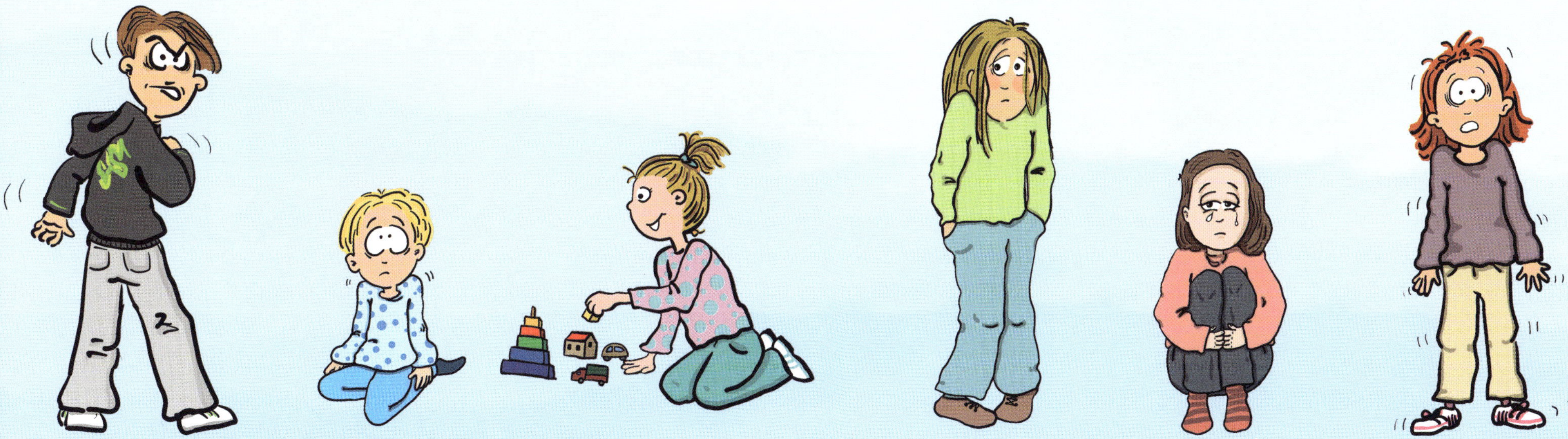

Krebsfreie Räume erlauben

So schwierig es manchmal ist: Für Kinder und insbesondere für Jugendliche, aber auch für Sie selbst ist es sehr wichtig, Zeiten zu haben, in denen die Krankheit kein Thema ist. Essenssituationen oder bei gemeinsamen, positiven Aktivitäten ist es gut, der Krankheit keinen Raum zu geben. Auch ist der Kontakt zu Gleichaltrigen enorm wichtig. Ihr Kind, insbesondere wieder die Jugendlichen, sollten ausdrücklich ermuntert werden rauszugehen, sich mit Freundinnen und Freunden zu treffen und Spaß zu haben. Freude und Spaß sind gesundheitsförderlich und sollten gerade in schwierigen Zeiten nicht zu kurz kommen, auch bei Ihnen selbst nicht.

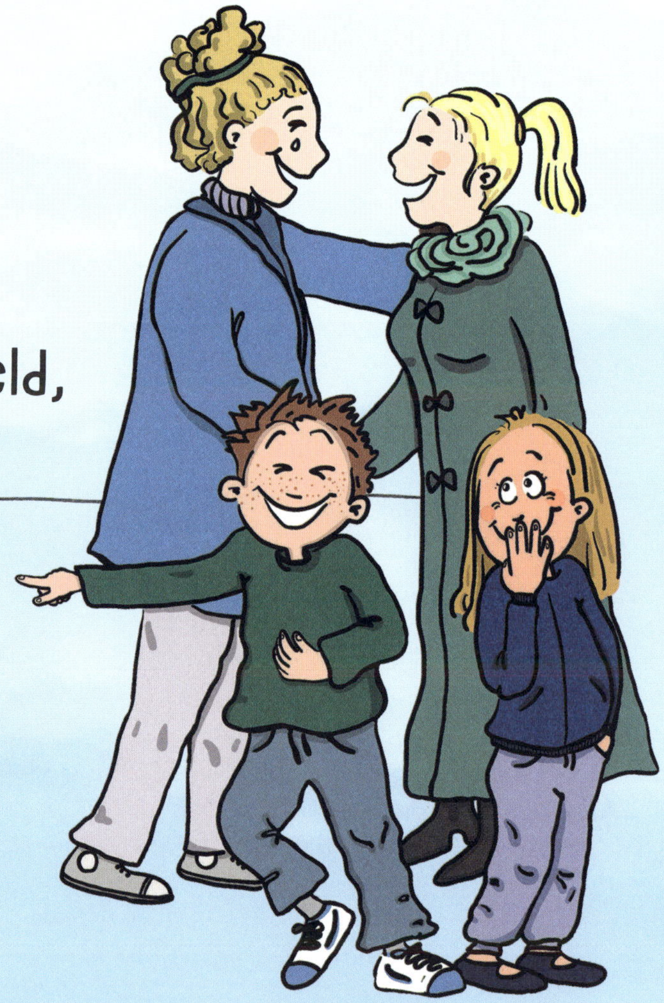

Was ist mit dem sozialen Umfeld, sollte ich es informieren?

Wenn irgendwie machbar und möglich, ist es für Kinder und Jugendliche gut, mindestens eine Person haben, die vertrauenswürdig und belastbar ist. Diese Person sollte Ihr Kind selbst auswählen dürfen. In der Praxis zeigt sich immer wieder, dass das Personen aus dem Sportverein oder den Hobbyaktivitäten des Kindes sind. Es kann auch hilfreich sein, mit Kindern, die in einer ähnlichen Situation leben, Kontakte aufzubauen. Das Gefühl haben zu können, nicht alleine betroffen zu sein, tut Kindern wie Erwachsenen oft gut.

Was antworte ich, wenn mein Kind fragt, ob ich sterben muss?

Es stellt sich immer wieder als positiv heraus, wenn Eltern auf die Fragen ihrer Kinder gut vorbereitet sind. Je jünger ein Kind ist, desto unbefangener stellt es genau die Frage, vor der sich die meisten Eltern fürchten: „Mama/Papa, kannst/musst du daran sterben?" Ist ein Kind schwer erkrankt, trägt es diese Frage ebenfalls sehr schnell in sich.

Vermeiden Sie unter allen Umständen, auch wenn die Verlockung groß ist, mit verdeckten Karten zu spielen. Der Verrat – und so empfinden Kinder dies – wiegt schwerer als jede noch so schlimme Wahrheit. Die wichtigste Regel ist hier, so schwer das manchmal ist: die Wahrheit und nichts als die Wahrheit, zum Beispiel: „Ich hoffe doch/Ich bin überzeugt, dass die Ärztinnen und Ärzte alles tun werden, damit ich wieder ganz gesund werde, und daran glaube ich auch."

Steht von Beginn an fest, dass die Erkrankung weit fortgeschritten ist und die Behandlung lebensverlängernd sein wird, jedoch nicht zur Heilung führt, können Sie in etwa so antworten: „Ich und alle meine Ärztinnen und Ärzte hoffen mit mir, dass ich sehr lange mit der Krankheit leben werde. Sie kann aber, und darüber bin ich traurig, wahrscheinlich nicht geheilt werden. Manchmal passiert es aber trotzdem, dass der Krebs kleiner wird oder ganz verschwindet. Darauf hoffe ich ganz stark."

Unterstützung mit ins Boot holen!

Es kann nicht genug betont werden, wie wichtig es ist, sich früh Unterstützung mit ins Boot zu holen. Krebs und seine Behandlung sind ein Marathon, kein Kurzstreckenlauf, wenn Sie uns den Vergleich erlauben. Viele Menschen in Ihrer Umgebung würden Ihnen nur allzu gerne helfen, das ist zumindest unsere Erfahrung. Sie wissen aber oft nicht, wie sie sich verhalten sollen/können. Es ist für alle eine neue Situation. Niemand hat ein Rezept, wie man sich am besten verhält. Sagen Sie Ihrer Umgebung, so schwer es vereinzelt fallen mag, was Sie an Hilfe benötigen: Essen kochen, Kinder von der Kita abholen, einkaufen, Zeit für Entspannung, ein Spaziergang oder einfach nur jemanden haben zum Zuhören. Wertschätzen Sie sich und Ihre Familie so oft es geht, denn Liebe und Zuneigung wirkt wie ein Zaubermedikament für die Seele. In diesem Sinne wünschen wir Ihnen und Ihrer Familie alles Gute!

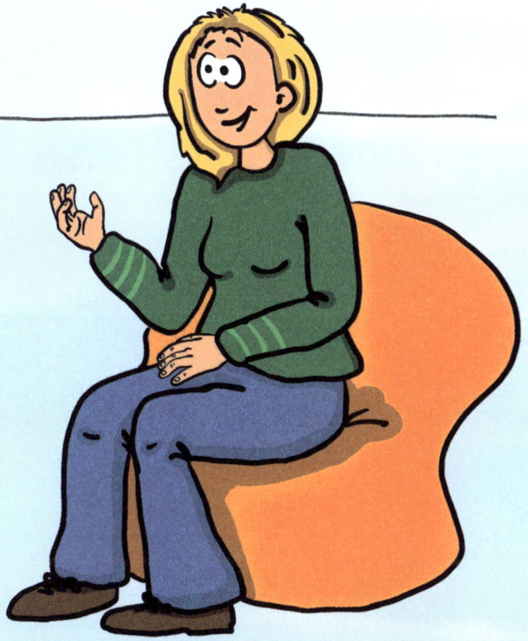

Bücher für Erwachsene

Baum, H. (1998): Kleine Kinder – große Gefühle. Kinder entdecken spielerisch ihre Emotionen. Herder.

Cardinal, C. (2012): Alles, nur kein Kinderkram. Was trauernde Kinder und Jugendliche brauchen. Patmos.

Heinemann, C. & Reinert, E. (Hrsg. 2011): Kinder krebskranker Eltern. Prävention und Therapie für Kinder, Eltern und die gesamte Familie. Kohlhammer.

Krejsa, S. (2004): Mama hat Krebs. Mit Kindern die Krankheit begreifen. Kreuz.

Petermann-Meyer, A.; Panse, J. & Brümmendorf, T. H. (Hrsg. 2021): Leben mit Krebs. Praktischer Ratgeber für Betroffene, Angehörige und Behandelnde. Springer.

Senf, B. (2022): Wie sage ich meinem Kind, dass ich Krebs habe? Ratgeber für Eltern. Springer.

Wiemann, I. (2001): Wie viel Wahrheit braucht mein Kind? Von kleinen Lügen, großen Lasten und dem Mut zur Aufrichtigkeit in der Familie. Rowohlt Taschenbuch.

Reinicke, C. A. & Bohne, M. (2019): Klopfen mit Kindern. Gemeinsam mit PEP gegen Stress und für mehr Selbstvertrauen. Carl-Auer.

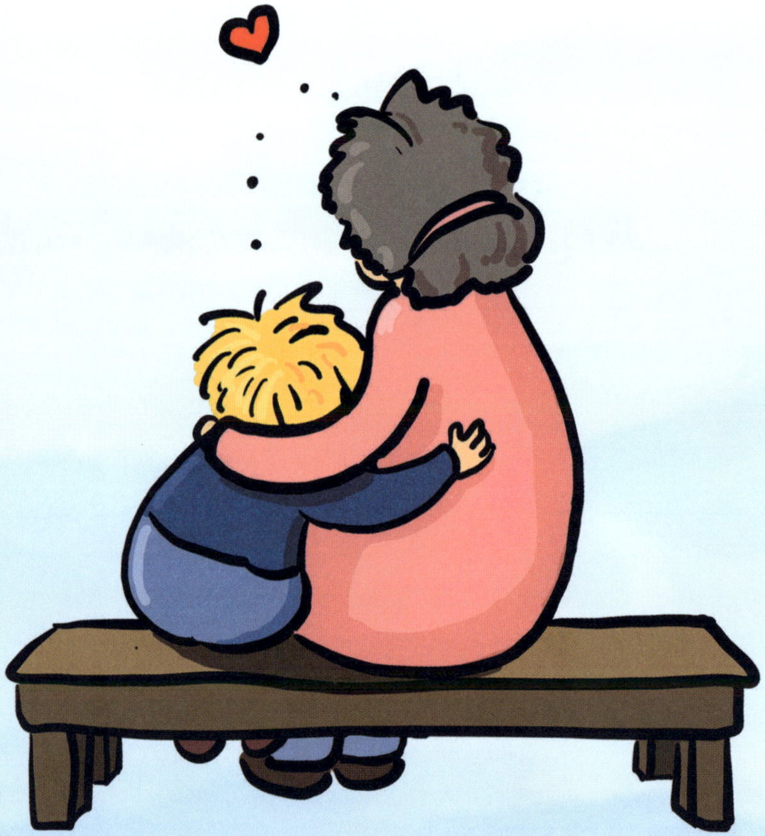

Alder, J. & Loschnigg-Barman, A.-C. (2011): Manchmal ist Mama müde. Ein Kinderbuch zum Thema Brustkrebs. EMH Schweizerischer Ärzteverlag.

Baltruweit, L. (2023): Schwere Zeiten im Wunderwald. Ein Kinderfachbuch für Geschwister von Kindern mit schwerer Erkrankung oder Behinderung. Mabuse.

Büntge, A. & Heidemann, U. (2017): Tausche Drachenmedizin gegen Gummibärchen. Eine Geschichte über Krebs und Chemotherapie mit Erklärteil für kleine und große Leute. CreateSpace Independent Publishing Platform.

Fried, A. & Gleich, J. (1997): Hat Opa einen Anzug an? Hanser.

Hennuy, M. & Buyse, S. (2007): Wann kommst du wieder, Mama? Ein Bilderbuch über Krebs. Patmos.

Herlofsen, S. & Geisler, D. (2018): Wie ist das mit dem Krebs? Gabriel.

Horn, S. & Krause, R. P. (2014): Expedition Krebs. Ein Buchprojekt der KölnerKinderUni. atp.

Kirschbaum, S. & Bohne, M. (2019): Klopfen für Kinder. Das Vorlese-Buch. Carl-Auer.

Klormann, A. & Englberger, X.: Was ist denn bloß mit Papa los? Ein Kinderbuch über Hirntumore und Hirnmetastasen. Zu beziehen über www.annas-verein.de

Körner, C. & Schmidt, K. (2016): Wo zwickt der Krebs? Alles was Du über Krebs, Tumore und ihre Behandlung wissen möchtest. Hummelkind.

Leibig, C. (2022): Der kleine Bauchweh. Mabuse.

Leibig, C. & Gaul, C. (2023): Der kleine Kopfweh. Ein Kinderfachbuch über Kopfschmerzen und Migräne. Mabuse.

Moritz, A. & Gerke, S. (2001): Tod und Sterben Kindern erklärt. Gütersloher Verlagshaus.

Schärer, K. (2021): Da sein. Was fühlst Du? Hanser.

Stütze, A.; Vorbach, B. & Greune, M. (2017): Opa, welche Farbe hat der Tod? Patmos.

Tari, S.; Mück, C. & Blumenschein, R. (2018): Der Kobold in Papas Kopf. Ein Kinderbuch zum Thema Hirntumore. atp.

Thompson, E. & Meyer, C. (2021): Dürfen wir noch kuscheln? Ein Kinderfachbuch zum Thema Brustkrebs. Mabuse.

Tulodetzki, E. (2011): Das ist Krebs. Ein Buch für Kinder über die Krankheit Krebs. atp.

Wilfing, S. & Hummel, C. (2008): Aufgeben tut man einen Brief. Eine Mut machende Geschichte gegen den Krebs. Edition Tandem.

Wigand, M. & Alley, R. W. (2016): Hab keine Angst vor deiner Angst. Elfenhelfer – deine Freunde helfen dir. Silberschnur.

Hilfreiche Internetadressen

www.allesistanders.de
www.bianca-senf.de
www.kinderkrebsstiftung.de
www.krebsgesellschaft.de
www.familien-leben-mit-krebs.de
www.hilfe-fuer-kinder-krebskranker-eltern.de
www.kinder-krebskranker-eltern.de
www.krebshilfe.de
www.mama-papa-hat-krebs.de/index.php
www.phoenikks.de

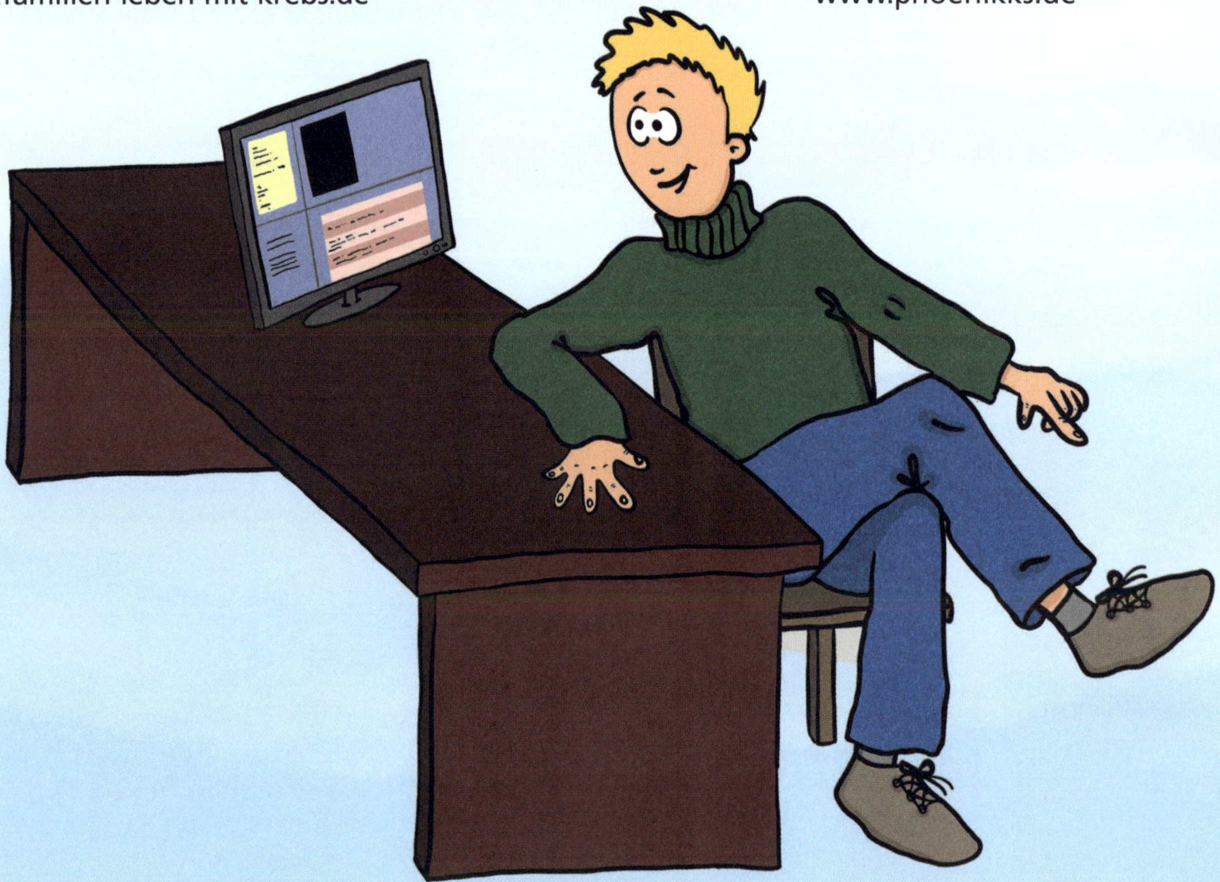

Stichwortverzeichnis

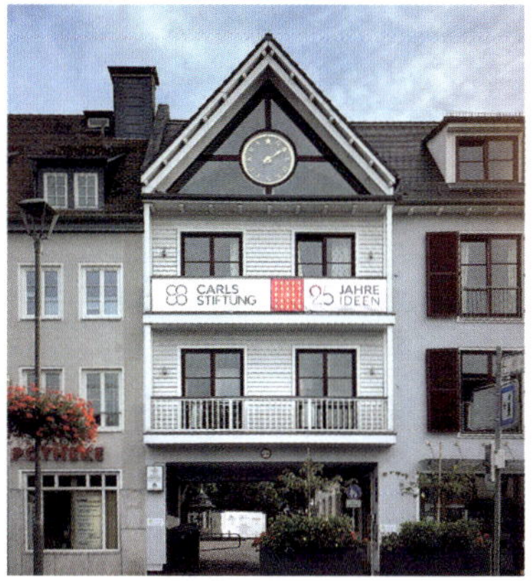

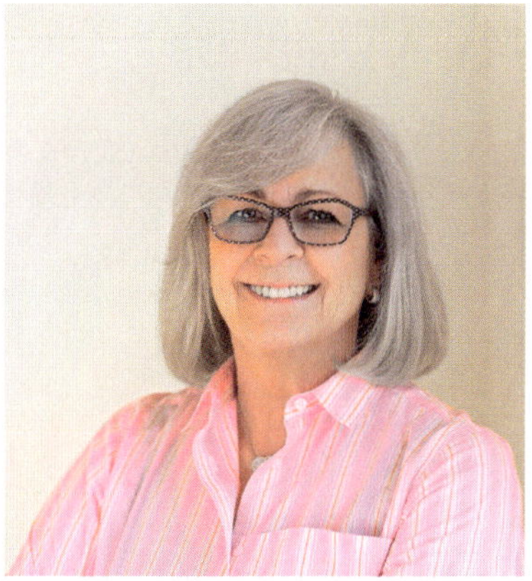

Vorstandsvorsitzende Ulrike Soeffing
(geborene Ulrike Carls)

Im Rahmen der Förderung von Projekten im Gesundheitsbereich hat die CARLS STIFTUNG schon viele Projekte gefördert, die sich mit dem Thema Forschung, Verbesserung und direkten Angeboten im Gesundheitsbereich beschäftigen:

- Spenden für die Neonatalogie und pädiatrische Intensivmedizin im Bürgerhospital Frankfurt.
- Psychoonkologische Beratung und Betreuung von Krebspatienten und ihren Angehörigen im Universitären Centrum für Tumorerkrankungen (UCT).
- Stiftungsprofessur Psychoonkologie – Finanzierung der bundesweit ersten Professur für Psychoonkologie an der Evangelischen Hochschule in Darmstadt.

Seit 1997 unterstützt, fördert und hilft die CARLS STIFTUNG in den Bereichen Bildung, Gesundheit, Kultur, Wissenschaft und öffentlichem Rettungswesen.
Zusätzlich zu den Förderprojekten hat die CARLS STIFTUNG drei eigene Projekte ins Leben gerufen, die sie bis heute kontinuierlich durchführt und ausbaut:

- BÄRENSTARK Ferienfreizeiten – für Kinder und Jugendliche, die mit einem behinderten oder chronisch schwer kranken Geschwisterkind aufwachsen.
- MACH MI(N)T – das Grundschulprojekt zum Experimentieren, auf spielerische Art und Weise, im Bereich Mathematik, Informatik, Naturwissenschaften und Technik (MINT) .
- Sport- und Familienfest – ein großes Fest, um Kinder und Ihre Familien zu gemeinsamen sportlichen und spielerischen Aktivitäten zu motivieren.

Weitere Einblicke in unsere Arbeit finden Sie auf unserer Homepage.

CARLS STIFTUNG

BILDUNG · GESUNDHEIT
KULTUR · WISSENSCHAFT

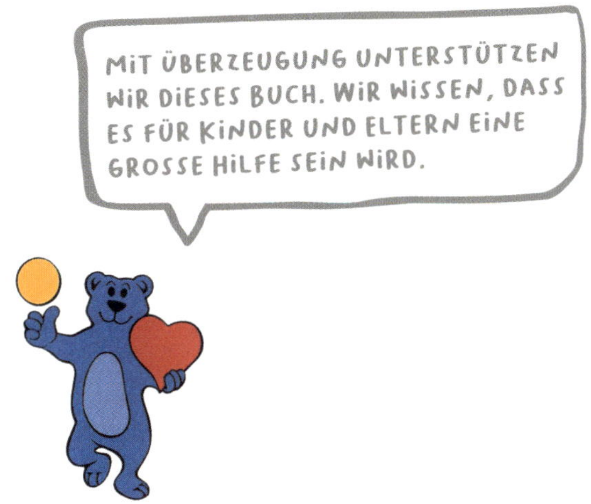
MIT ÜBERZEUGUNG UNTERSTÜTZEN WIR DIESES BUCH. WIR WISSEN, DASS ES FÜR KINDER UND ELTERN EINE GROSSE HILFE SEIN WIRD.

Spendenkonto Taunus-Sparkasse
IBAN DE98 5125 0000 0001 0030 03
www.carlsstiftung.de
www.bärenstark.com

Hauptstraße 15
61462 Königstein
Tel. 06174 – 998 65 99
info@carlsstiftung.de

Andrea Hendrich, Kati Rode

WIR sind die Kinder!

Ein Kinderfachbuch über vertauschte Eltern-Kind-Rollen

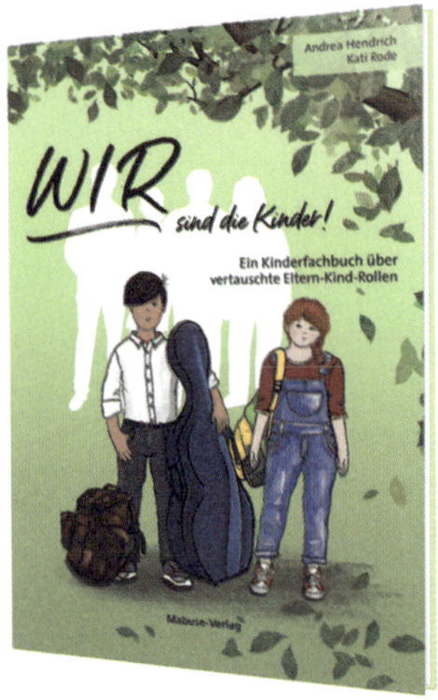

Tango und Ele geht es nicht gut. Ele hat Angst, das Haus zu verlassen und Tango kann seinen Arm nicht mehr bewegen. Körperliche Ursachen gibt es nicht. Die Therapeutin Sofia Morgentau findet schnell heraus, was hinter den Beschwerden der Kinder steckt: Sie haben in ihren Familien Eltern-Aufgaben übernommen. Sofia hilft den beiden dabei, zu sich selbst zu finden und nimmt die Eltern in die Pflicht, damit Tango und Ele wieder Kinder sein dürfen.

Neben der von Kati Rode liebevoll illustrierten Geschichte über Tango und Ele bieten verschiedene Fachteile von Andrea Hendrich theoretische und praktische Inhalte für Jugendliche sowie für erwachsene Bezugs- und Betreuungspersonen.

1. Auflage 2022
88 Seiten, gebunden
Format 16 x 24 cm
25 Euro
ISBN 978-3-86321-612-2
Für Kinder ab 8 Jahren

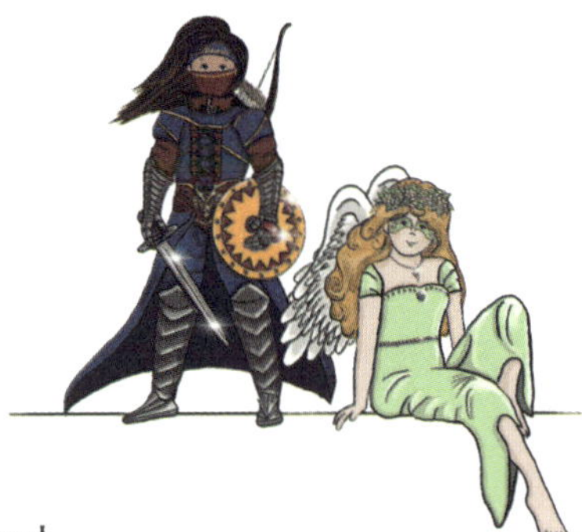

Jetzt beim Mabuse-Buchversand kaufen!
– portofrei innerhalb Deutschlands –
bestellen@mabuse-buchversand.de
www.mabuse-buchversand.de

Mabuse-Verlag

Corinna Leibig

Der kleine Bauchweh

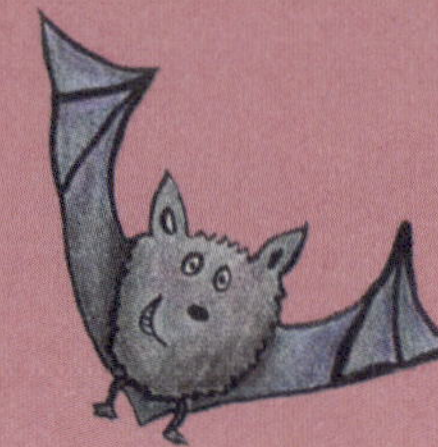

Der kleine Bauchweh sitzt in seiner Höhle und hat ganz schlimme Bauchschmerzen – aber woher kommen die nur?, fragt er sich. Vom zu späten und zu schnellen Essen etwa, den Runden in der Achterbahn? Oder war es der Streit mit dem großen Bauchweh, der ihn so wütend gemacht hat? Vielleicht aber hat es ja auch mit dieser bösen Angst zu tun, die ihn manchmal packt … Eine Geschichte für kleine Menschen mit großen Gefühlen, die oft auch Bauchweh machen können.

4. Auflage 2022
44 Seiten, gebunden
Format 18,5 x 22,5 cm
20 Euro
ISBN 978-3-86321-348-0
Für Kinder ab 3 Jahren

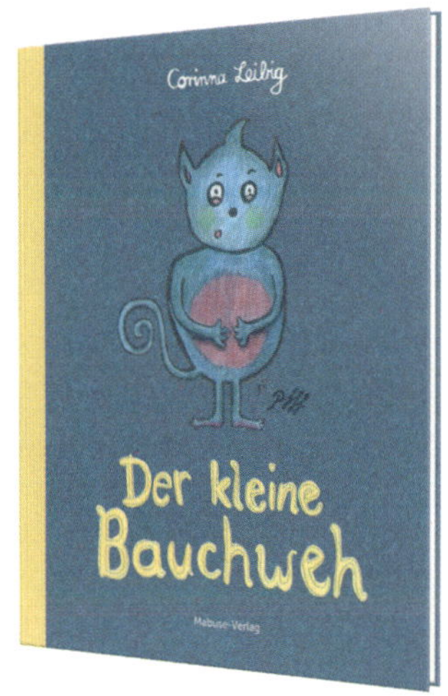

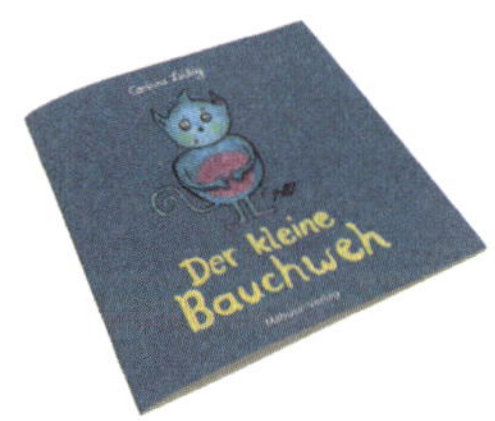

Auch als Minibuch erhältlich!
32 Seiten, geheftet
Format 12 x 12 cm
2 Euro
ISBN 978-3-86321-639-9